Akshaya R
Annapoorna Kini
Vinaychandra R

Fibrina rica em plaquetas em Endodontia

Akshaya R
Annapoorna Kini
Vinaychandra R

Fibrina rica em plaquetas em Endodontia

ScienciaScripts

Imprint

Cover image: www.ingimage.com

This book is a translation from the original published under ISBN 978-620-8-22422-6.

Publisher:
Sciencia Scripts
is a trademark of
Dodo Books Indian Ocean Ltd. and OmniScriptum S.R.L publishing group

120 High Road, East Finchley, London, N2 9ED, United Kingdom
Str. Armeneasca 28/1, office 1, Chisinau MD-2012, Republic of Moldova, Europe
Printed at: see last page
ISBN: 978-620-8-36120-4

RECONHECIMENTO

Antes de mais, gostaria de agradecer ao nosso **PRESIDENTE SRI. A. C. SHANMUGAM, O VICE-PRESIDENTE SRI. ACS ARUN KUMAR do RAJARAJESWARI GROUP OF INSTITUITIONS** e **ao DEAN do RAJARAJESWARI DENTAL COLLEGE PROFESSOR DR. N. EDWIN DEVADOSS** por me terem dado o privilégio de estudar nesta estimada instituição.

Estou muito agradecido e extremamente grato ao meu estimado professor e guia **DR. ANNAPOORNA KINI, Professor** e **Dr. VINAY CHANDRA Professor** e **HOD**, Departamento de Dentisteria Conservadora e Endodontia, Rajarajeswari Dental College and Hospital, Bangalore, pela sua dedicação, presença sempre inspiradora, observação crítica, orientação inestimável e pelo estímulo intelectual dado, sem o qual a compilação desta dissertação não teria sido possível.

É com grande prazer que agradeço à **Dra. Geetha I.B,** à **Dra. Shubhashini,** à **Dra. Swetha HB e à Dra. Thokala Damodaran**, Professora do Departamento de Dentisteria Conservadora e Endodontia do Rajarajeswari Dental College and Hospital, Bangalore, pela sua valiosa orientação.

Estou também grato à **Dra. Bhavana,** à **Dra. Supriya,** à **Dra. Akshita e** ao **Dr. John,** professor sénior do Departamento de Dentisteria Conservadora e Endodontia do Rajarajeswari Dental College and Hospital, Bangalore, pela sua ajuda e orientação na preparação desta dissertação.

Expresso a minha gratidão à nossa querida Diretora, **Dra. GIRISH H.C** Rajarajeswari Dental College and Hospital, pelo seu incentivo e apoio.

I wish to thank my senior colleagues, Dr. Anaida Clara Alex, Dr. Arvind B, Dr. Krithika D, Dr. Mrinalini Jayachander, Dr. Sheetal Kasargod, Dr. Srikar Comandur, Dr. Shreya S Vanaki, Dr. Kavana M G, Dr. Akhilesh, Dr. Ajil Aji Varghese, Dr. Om Prasad Pal, Dr. Tahir samad e os meus colegas Dr. Rachana G, Dr. K Ranjith, Dr. Kavitha A N, Dr. Reshma Teres Antony e Dr. Aathees Aruchamy pela sua cooperação altruísta e apoio durante a preparação desta dissertação.

Agradeço sinceramente aos meus queridos pais e ao meu irmão e irmã; os pilares da minha vida, pelo seu amor e fé inabaláveis, apoio constante e interminável, intemporal, encorajamento e orações constantes durante o estudo. Com eles espero alcançar maiores alturas.

DR. AKSHAYA R

FIBRINA RICA EM PLAQUETAS EM ENDODONTIA

ÍNDICE

INTRODUÇÃO

Os procedimentos regenerativos endodônticos são procedimentos de base biológica que regeneram o tecido semelhante à polpa, mais idealisticamente o complexo dentina-polpa, a dentina coronal afetada na sequência de uma exposição cariosa ou trauma, e a regeneração da reabsorção radicular patológica nas áreas cervical, média ou apical.[1] Restaura o estado saudável dos canais radiculares, permitindo o desenvolvimento contínuo da raiz e do tecido circundante, utilizando o conceito de engenharia de tecidos.[2]

O termo "revascularização" foi utilizado pela primeira vez por Iwaya et al. (2001)[3] . Mais tarde, a palavra revascularização foi substituída por revitalização, uma vez que os tecidos regenerados no espaço do canal não eram apenas vasos sanguíneos, mas também tecidos duros e moles (Huang & Lin 2008). O termo "endodontia regenerativa" foi adotado pela Associação Americana de Endodontistas em 2007 (Murray et al. 2007), com base num conceito de engenharia de tecidos.[4]

De acordo com Murray et al. (2007), a endodontia regenerativa é definida como "procedimentos de base biológica concebidos para substituir as estruturas dentárias danificadas, incluindo a dentina e as estruturas radiculares, bem como as células do complexo dentina-polpa.[1]

A endodontia regenerativa aplica o conceito da tríade de engenharia de tecidos, células estaminais, scaffold biomimético e factores de crescimento bioactivos no espaço do canal para regenerar o tecido pulpar danificado por infeção, trauma ou anomalias de desenvolvimento (Nakashima & Akamine 2005). O termo "revitalização" foi utilizado pela declaração de posição da Sociedade Europeia de Endodontologia (ESE) (ESE 2016). Na literatura endodôntica, a revascularização, a revitalização e a endodontia regenerativa são usadas como sinónimos e de forma intercambiável.[4]

A endodontia regenerativa foi pioneira com os estudos experimentais de Nygaard-Ostby (1961) e Nygarrd-Ostby & Hjortdal (1971). Nygarrd-Ostby & Hjortdal (1971) induziram a hemorragia dos tecidos periapicais para o espaço canalar de dentes desbridados quimicamente, que foi parcialmente preenchido com obturação radicular. O exame histológico de dentes extraídos após 9 dias a 3 anos revelou que tecido conjuntivo fibroso e cemento celular foram formados no espaço apical do canal de dentes originalmente contendo polpa vital. No entanto, nos dentes com polpa necrótica não se formou tecido de reparação no espaço apical do canal[4] .

Clinicamente, Iwaya et al. (2001) foram o primeiro grupo a aplicar o conceito de revascularização para tratar dentes permanentes imaturos com periodontite apical e trato sinusal .[4]

A revascularização da polpa é definida como a reintrodução da vascularização no sistema de canais radiculares. Embora os vasos sanguíneos sejam constituintes indispensáveis da polpa dentária, a regeneração da polpa é considerada incompleta sem uma camada odontoblástica que reveste a superfície da dentina, fibras nervosas nociceptivas, bem como simpáticas e parassimpáticas, além de fibroblastos intersticiais e, mais importante, células estaminais/progenitoras que servem para repor todas as células da polpa regenerada quando estas sofrem apoptose e renovação. Assim, uma distinção clara entre regeneração e revascularização pode ser feita da seguinte forma:

- Revascularização da polpa = indução de angiogénese no canal radicular tratado endodonticamente

- Regeneração pulpar = revascularização pulpar + restauração de odontoblastos funcionais e/ou fibras nervosas .[5]

ANTECEDENTES HISTÓRICOS - DA COLA DE FIBRINA AOS CONCENTRADOS DE PLAQUETAS

Devido às suas propriedades conhecidas de cicatrização e regeneração de feridas, os produtos derivados do sangue têm sido amplamente utilizados no domínio da medicina nos últimos 40 anos. A utilização de cola e selantes de fibrina para hemostase tópica, cicatrização de tecidos moles e como agentes de fusão para substitutos ósseos sintéticos cresceu na década de 1970. Foi criada através da combinação de fibrinogénio, fator XIII e fibronectina do plasma do dador com trombina e cálcio, o que provoca a polimerização do fibrinogénio. No entanto, existiam várias desvantagens, tais como a estabilidade subóptima da cola de fibrina devido à baixa concentração de fibrinogénio, a baixa resistência ao stress físico, o processamento dispendioso e, mais importante ainda, o risco de infeção cruzada e de transmissão viral. Uma vez que estes produtos eram fabricados a partir de sangue humano em bancos de sangue, alguns países restringiram legalmente a sua utilização devido ao risco de contaminação. Assim, foram efectuadas muitas experiências com sangue de doentes para testar vários métodos de obtenção de colas de fibrina autólogas.

Foi na hematologia que o conceito de PCs surgiu inicialmente. Trata-se de uma evolução da tecnologia da cola de fibrina. Na sua fase inicial, os PCs eram utilizados para tratar doentes com trombocitopenia grave para evitar hemorragias. No entanto, a sua utilização estendeu-se às áreas da regeneração e da cicatrização de feridas. As múltiplas funções das plaquetas e a disponibilidade generalizada de numerosos factores de crescimento e citocinas ajudam na regeneração. As plaquetas produzem fibrina, fibronectina e vitronectina, que fornecem a matriz para o tecido conjuntivo e a migração celular.

Ross et al. descreveram a capacidade de regeneração das plaquetas no início de 1974. O PC de primeira geração, PRP, foi utilizado em cirurgia oral e maxilofacial por Whitman, Berry e Green (1997) e Marx e colaboradores (1998). A combinação das propriedades dos factores de crescimento gerados pelas plaquetas e das caraterísticas da cola de fibrina resulta numa melhoria dos efeitos de cicatrização e regeneração do PRP.

Devido à disponibilidade de vários sistemas diferentes para a obtenção de PRP, é necessário rever um protocolo uniforme para a preparação de PRP. No entanto, na maioria das técnicas, o sangue do doente é misturado com um anticoagulante antes de ser centrifugado para separar o sangue em camadas com base no peso, incluindo glóbulos vermelhos (RBC), leucócitos, plaquetas e plasma. Após a sua obtenção, a estabilidade do PRP é mantida durante 8 horas, o que elimina o seu potencial para transmitir doenças ou causar reacções imunogénicas. As plaquetas começam a libertar factores de crescimento nos primeiros 10 minutos após a ativação do PRP. Por conseguinte, o PRP deve ser administrado durante os primeiros dez minutos da sua ativação, uma vez que 95% da libertação de factores de crescimento ocorre no espaço de uma hora.

Existem várias desvantagens do PRP, dependendo de diversas variáveis, nomeadamente o PC, a contagem de leucócitos, o tipo de ativador e o tempo de colocação da plataforma de fibrina após a coagulação; as caraterísticas do PRP podem variar. Além disso, as fracas propriedades de manuseamento devido à sua natureza líquida, a falta de uniformidade no protocolo de preparação e a breve libertação de factores de crescimento limitam as vantagens clínicas. A incorporação de trombina bovina no PRP pode fazer com que os factores de coagulação V, XI e a trombina sejam alvo de anticorpos, mostrando um impacto negativo no processo de coagulação. Além disso, existem restrições legais ao manuseamento de sangue, abrindo assim caminho para o PRF.

Dadas as desvantagens acima mencionadas, Choukroun et al. desenvolveram o PRF em França, um PC de segunda geração rico em leucócitos e plaquetas numa rede de fibrina (também referido como PRF de Choukroun). O PRF é um biomaterial regenerativo robusto que se verificou acelerar a cicatrização dos tecidos e, por conseguinte, tem várias aplicações em endodontia[6]

COMPONENTES DA REGENERAÇÃO

Os três ingredientes fundamentais para a regeneração são os morfogénios, as células progenitoras/estaminais e o suporte da matriz extracelular (MEC).

Células estaminais:

As células estaminais são células embrionárias ou adultas indiferenciadas que se dividem continuamente. Podem dividir-se e criar células estaminais adicionais e diferenciar-se ao longo de uma via molecular específica. As células estaminais embrionárias são totipotentes e têm a capacidade de se -auto-renovar.

Gronthos et al (2000) identificaram e isolaram uma população de progenitores odontogénicos na polpa dentária adulta, que foi designada por células estaminais da polpa dentária (DPSCs).

As células estaminais dentárias humanas que foram isoladas e caracterizadas são:

1. DFPCs (Células precursoras do folículo pericoronário)
2. DPSCs (células estaminais da polpa dentária)
3. SHED (Células estaminais de dentes decíduos esfoliados humanos)
4. Células estaminais da papila apical (SCAP)
5. Células estaminais do ligamento periodontal (PDLSCs)

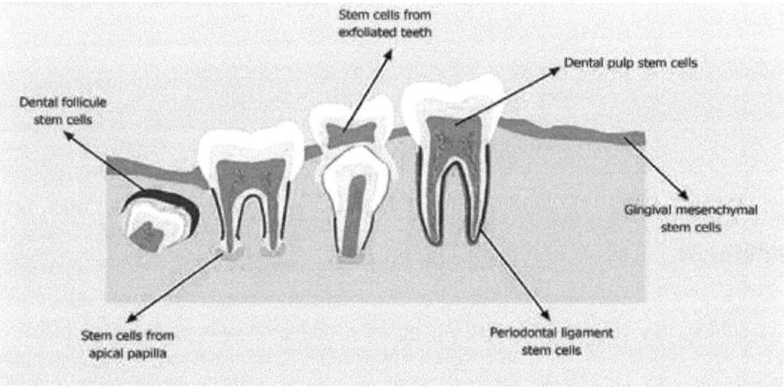

Factores de crescimento:

Os factores de crescimento regulam as células transplantadas ou as células endógenas na regeneração da polpa dentária e da dentina. São polipéptidos ou proteínas que se ligam a receptores específicos na superfície das células-alvo (por exemplo, receptores da proteína morfogenética óssea [BMP]) que afectam uma vasta gama de actividades celulares, incluindo a migração, a proliferação, a diferenciação e a apoptose de todas as células da polpa dentária, incluindo as células estaminais/progenitoras. As pistas bioactivas que recrutam as células adequadas são críticas na regeneração da polpa (factores de crescimento transformadores [TGFs] β1, β3 para a diferenciação de odontoblastos e estimulação da matriz de dentina). Estes eventos de reparação e regeneração podem ser coordenados e modulados por factores de crescimento como o fator de crescimento derivado de -plaquetas (PDGF), TGF, BMPs, fator de crescimento endotelial vascular (VEGF), fator de crescimento de fibroblastos e -fator de crescimento semelhante à insulina -(IGF).

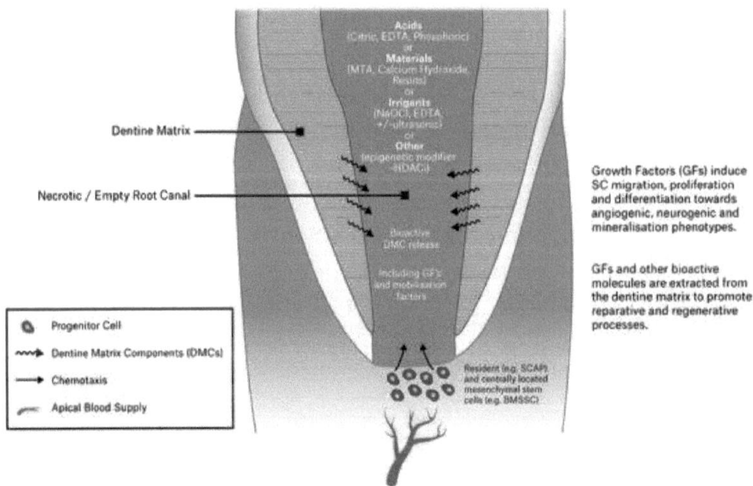

Andaimes:

Os scaffolds são -biomateriais sólidos porosos tridimensionais -(3D) concebidos para proporcionar uma localização adequada para as células semente e condições biológicas conducentes ao metabolismo celular, e regular a sua diferenciação e proliferação. As caraterísticas ideais de um scaffold para uma regeneração bem sucedida foram resumidas por Nosrat et al. Os principais scaffolds para a terapia endodôntica regenerativa são o coágulo de sangue autólogo, o concentrado de plaquetas autólogo, o scaffold de biomaterial, etc.

Classificação dos andaimes:

- Com base na degradabilidade das matrizes - Suportes biodegradáveis, permanentes ou bioestáveis

- Com base na forma - blocos sólidos, folhas, esponjas porosas, hidrogéis

- Com base na presença ou ausência de células - Suportes sem células, suportes semeados com células estaminais

- Com base na origem - biológica ou natural, artificial ou sintética

Os suportes biológicos ou naturais são o plasma rico em plaquetas, a fibrina rica em plaquetas, o colagénio, o quitosano, os glicosaminoglicanos/ácido hialurónico, a matriz dentinária desmineralizada ou nativa, o coágulo sanguíneo, a seda

Os suportes artificiais ou sintéticos são polímeros como PLA PGA PLGA PCL, materiais biocerâmicos de cálcio/fosfato, vidros bioactivos, cerâmicas de vidro .[5]

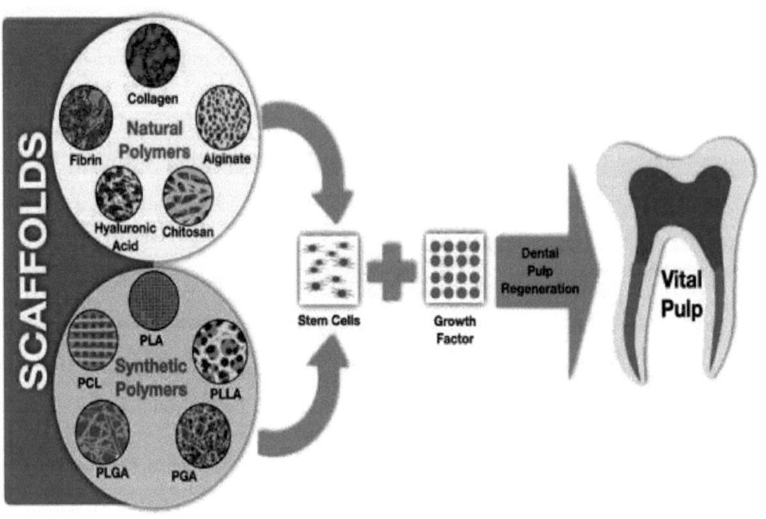
SCAFFOLDS
Collagen
Natural
Polymers
Fibrin
Alginate
Hyaluronic
Acid
Chitosan
PLA
PCL
Synthetic
Polymers
PLLA
PLGA
PGA
Stem Cells
Growth
Factor
Dental
Pulp
Regeneration
Vital
Pulp

CLASSIFICAÇÃO DOS CONCENTRADOS DE PLAQUETAS

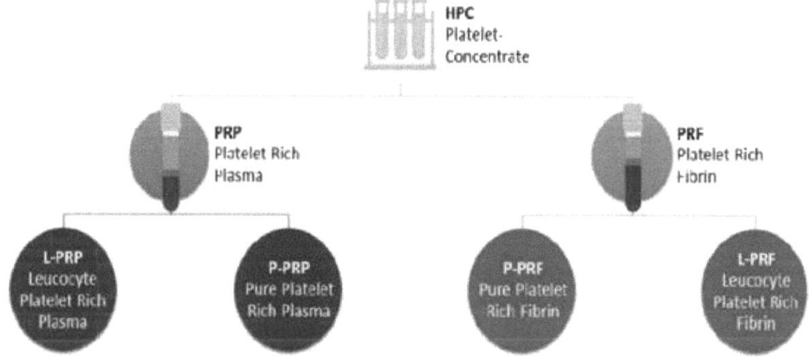

Plasma rico em plaquetas

O plasma rico em plaquetas (PRP), um concentrado autólogo de plaquetas de primeira geração com uma fonte rica em factores de crescimento, tem sido proposto como um potencial suporte adicional/substituto. É fácil de preparar, rico em factores de crescimento e forma uma matriz de fibrina em 3D que ajuda a fixar os factores de crescimento. A concentração de plaquetas no PRP excede 1 milhão/mL, o que é 5 vezes mais do que a contagem normal de plaquetas. Um maior número de plaquetas aumenta o número de factores de crescimento por elas segregados, o que ajuda na proliferação de células estaminais para induzir a cicatrização e a regeneração dos tecidos. É uma suspensão concentrada de diferentes factores de crescimento, como PDGF, TGFb-, IGF, VEGF, fator de crescimento epidérmico e fator de crescimento de células epiteliais. Estes factores são libertados através da desgranulação dos grânulos alfa e estimulam -a cicatrização dos ossos e dos tecidos moles-. As desvantagens deste procedimento incluem a extração de sangue em doentes jovens, a necessidade de equipamento especial[5]

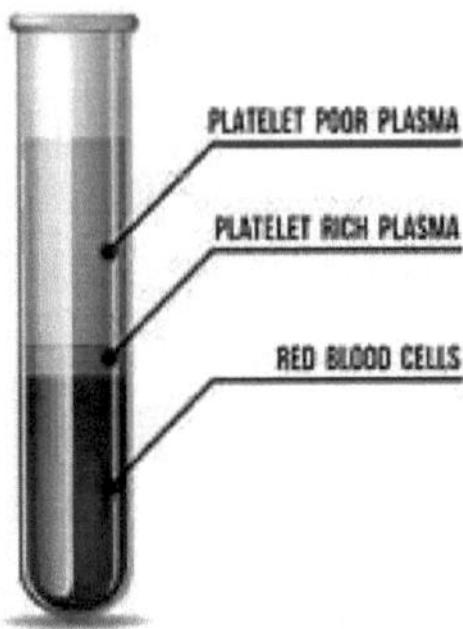

Fibrina rica em plaquetas:

Os concentrados de plaquetas têm sido utilizados em medicina dentária como uma ferramenta regenerativa capaz de libertar doses suprafisiológicas de factores de crescimento responsáveis pela indução da regeneração de tecidos derivados de fontes autólogas.

A fibrina rica em plaquetas (PRF) é uma plaqueta de -segunda geração introduzida pelo Dr. Joseph Choukroun em 2001. Na década de 1970, era muito comum um concentrado de plaquetas conhecido como PRP, que era da primeira geração. O PRP é um suporte natural que elimina o risco de infeção cruzada e de imunogenicidade. No entanto, não é 100% autólogo e o método de preparação era difícil, e a trombina bovina utilizada podia propagar a doença a outros doentes. Devido às dificuldades apresentadas por estes factores, os investigadores desenvolveram o PRF de Choukroun, um concentrado de plaquetas mais recente. O PRF foi introduzido na terapia endodôntica regenerativa para ultrapassar esta limitação do PRP e, além disso, o PRF também apresentou uma maior libertação de factores de crescimento e leucócitos.

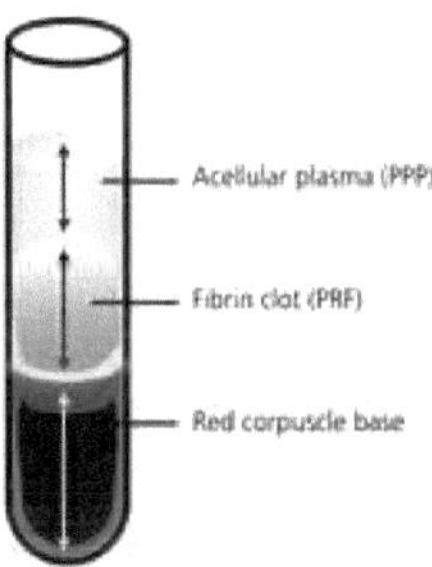

A fibrina rica em plaquetas (PRF) é um aditivo cirúrgico e biológico preparado através da manipulação de sangue autólogo, que estimula e regula a inflamação durante e após a cirurgia oral.

Com base numa revisão da literatura, o PRF é um fator muito importante que promove e regula a inflamação durante e após a cirurgia oral e está a emergir como uma revolução biológica na medicina dentária, que é um sistema imunitário e

concentrado de plaquetas com composição específica, arquitetura tridimensional e biologia associada que recolhe todos os constituintes de uma amostra de sangue para favorecer a cicatrização de feridas e a imunidade.

A fibrina rica em plaquetas (PRF) é um produto autólogo que contém elevadas concentrações de plaquetas não activadas, funcionais e intactas no interior de uma matriz de fibrina que liberta uma concentração relativamente constante de factores de crescimento/citocinas ao longo de alguns dias. É mais fácil de produzir, mas tem de ser utilizado imediatamente após a extração e centrifugação do sangue.

O PRF é um potencial substituto do PRP na endodontia regenerativa e noutros procedimentos regenerativos que envolvam a reconstrução de tecidos duros, como a endodontia cirúrgica e procedimentos cirúrgicos adjuvantes, como a amputação de raízes, a hemisecção e a reparação de perfurações radiculares.

O PRF tem uma vasta aplicabilidade, desde a medicina dentária à medicina, com excelentes resultados a curto prazo. Todos os estudos têm demonstrado a sua segurança em aplicações maxilofaciais. Recentemente, tem sido efectuada muita investigação sobre o PRF, tendo sido relatados numerosos casos relacionados com a utilização de coágulos de PRF e membranas de PRF. A maior parte da investigação centrou-se na utilização de PRF em cirurgia oral para aumento ósseo, elevação do seio maxilar e alvéolos de avulsão; e em periodontia para corrigir defeitos intra-ósseos, recessão gengival, regeneração óssea guiada e lesões periapicais.

Alguns relatos de casos demonstraram que uma combinação de gel de PRF, enxerto de hidroxiapatite e regeneração tecidular guiada desempenha um papel muito importante durante os procedimentos endodônticos para regeneração em ápices abertos, pulpotomias regenerativas e cirurgias periapicais. Os concentrados de plaquetas têm sido amplamente utilizados em intervenções orais e craniofaciais para regeneração de tecidos duros e cicatrização de tecidos moles. Além disso, estes concentrados podem diminuir as complicações inflamatórias, como a dor e o inchaço, devido à inibição da secreção de citocinas. Atualmente, os concentrados de plaquetas são utilizados em muitas disciplinas orofaciais, como a regeneração endodôntica, a osteorradionecrose, o encerramento da comunicação oro-antral, as úlceras orais e as perturbações temporomandibulares.

CIÊNCIA DA FIBRINA RICA EM PLAQUETAS

O sangue total contém muitos dos componentes moleculares e celulares necessários para a cura. O sangue total é composto por plasma e três tipos principais de células: (1) glóbulos vermelhos, (2) glóbulos brancos e (3) plaquetas . [7,8]

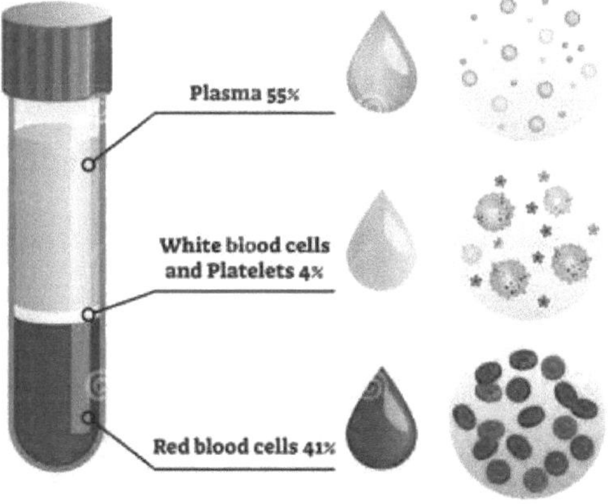

O tipo de células que nos interessa particularmente são as plaquetas. As plaquetas são produzidas diariamente na medula óssea e encontram-se num intervalo normal de 150 a 400 × 10^9 por litro de sangue[9] . O tempo de vida médio das plaquetas em circulação é de 8 a 9 dias. As plaquetas velhas são eliminadas pelo baço e pelo fígado. As plaquetas desempenham um papel importante na imunidade inata, quer recrutando leucócitos através de receptores de adesão plaquetária que se ligam aos leucócitos, quer libertando citocinas que afectam a função dos leucócitos[8,10,11] . Estas actividades ajudam a promover a cicatrização e regeneração dos tecidos .[12]

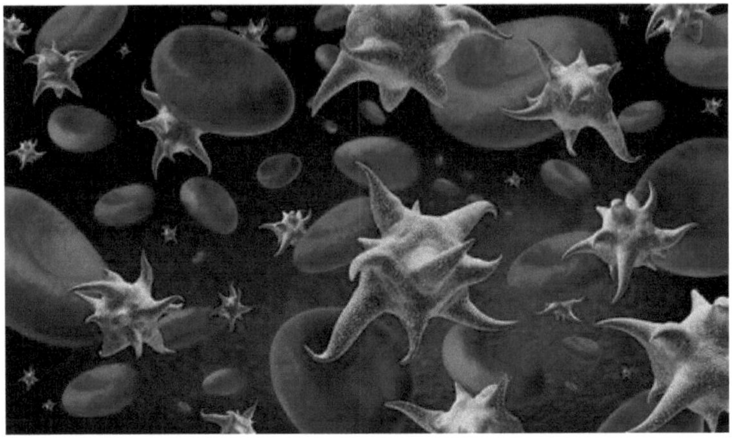

Os factores de crescimento e as citocinas identificados na fibrina rica em plaquetas (PRF) e o seu papel nas fases inflamatória e proliferativa da cicatrização de feridas são :[13,14]

Interleucina-1 (IL-1) - Estimula as células T auxiliares, medeia a resposta inflamatória

Interleucina-4 (IL-4) - Prolifera e diferencia as células B activadas, modera a inflamação, aumenta a síntese de colagénio fibrilar pelos fibroblastos

Interleucina-6 (IL-6) - Promove a diferenciação das células B, ativa as células T, segrega a estimulação de anticorpos, medeia a resposta inflamatória e a remodelação

Fator de necrose tumoral α (TNF-α) - Ativa os monócitos, estimula a remodelação dos fibroblastos, aumenta a fagocitose e a citotoxicidade dos neutrófilos, modula a expressão de IL-1 e IL-6

Fator de crescimento endotelial vascular (VEGF) - Aumenta a permeabilidade vascular, inicia a angiogénese, estimula a proliferação de células endoteliais

Fator de crescimento transformador β1 (TGF-β1) - Controla a síntese de colagénio e fibronectina, aumenta a quimiotaxia de neutrófilos e monócitos, exprime-se de forma autócrina, gera citocinas adicionais (TNF-α, IL-1β, PDGF e quimiocinas)

Fator de crescimento derivado das plaquetas (PDGF) - Regula a migração, prolifera a sobrevivência de linhagens de células mesenquimatosas, aumenta a quimiotaxia de neutrófilos e monócitos, promove a angiogénese, potencia o recrutamento de fibroblastos

Factores de crescimento semelhantes à insulina (IGF) 1 e 2 - Medeiam a multiplicação celular na apoptose, produzem efeitos quimiotácticos nos osteoblastos humanos

Fator de crescimento de fibroblastos: Regula as células derivadas do ectoderma e apresenta acções quimiotácticas e mitogénicas nas células fibroblásticas do ligamento periodontal

As plaquetas contêm três populações principais de grânulos: (1) grânulos alfa, (2) grânulos densos e (3) lisossomas. Quando as plaquetas são activadas, os grânulos libertam o seu conteúdo e provocam uma cascata de eventos que regulam a hemostase e a trombose. Sabe-se também que os grânulos segregam substâncias que desempenham um papel integral na comunicação intercelular e ajudam a mediar funções inflamatórias e imunomoduladoras durante o processo de cicatrização. Os grânulos alfa são os mais abundantes dos três tipos de grânulos e libertam factores de crescimento que têm um impacto na angiogénese, migração de células estaminais e proliferação celular. Os concentrados de plaquetas são biomateriais com uma concentração mais elevada de plaquetas em comparação com o sangue total.

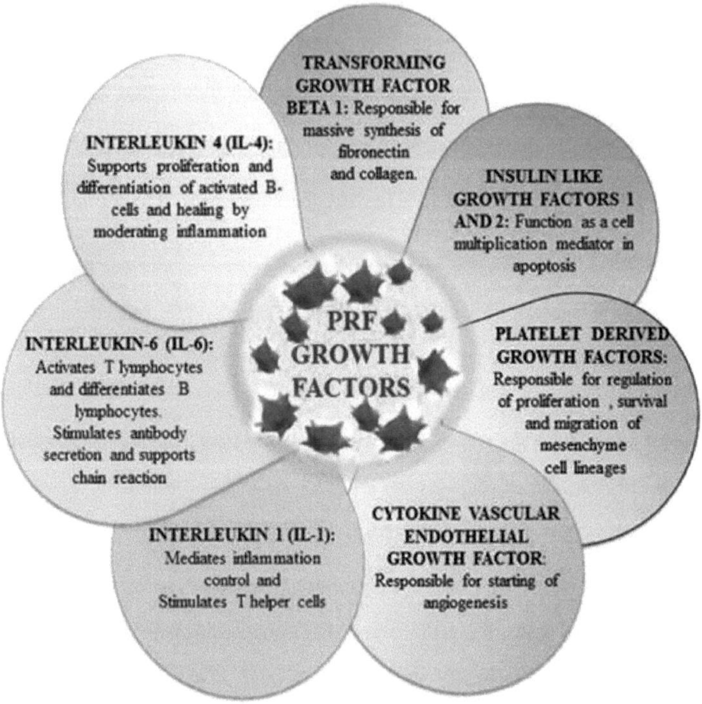

PRF GROWTH FACTORS

TRANSFORMING GROWTH FACTOR BETA 1: Responsible for massive synthesis of fibronectin and collagen.

INSULIN LIKE GROWTH FACTORS 1 AND 2: Function as a cell multiplication mediator in apoptosis

PLATELET DERIVED GROWTH FACTORS: Responsible for regulation of proliferation , survival and migration of mesenchyme cell lineages

CYTOKINE VASCULAR ENDOTHELIAL GROWTH FACTOR: Responsible for starting of angiogenesis

INTERLEUKIN 1 (IL-1): Mediates inflammation control and Stimulates T helper cells

INTERLEUKIN-6 (IL-6): Activates T lymphocytes and differentiates B lymphocytes. Stimulates antibody secretion and supports chain reaction

INTERLEUKIN 4 (IL-4): Supports proliferation and differentiation of activated B-cells and healing by moderating inflammation

ANÁLISE BIOQUÍMICA DA -FIBRINA PLAQUETÁRIA

O PRF é constituído por um conjunto íntimo de citocinas, cadeias de glicanos e glicoproteínas estruturais enredadas numa rede de fibrina lentamente polimerizada. Estes componentes bioquímicos têm efeitos sinérgicos bem conhecidos nos processos de cicatrização. A fibrina é o guia natural da angiogénese. A fibrina constitui um suporte natural para a imunidade[5]

Classificação dos concentrados de plaquetas:

Inicialmente, os concentrados de plaquetas na medicina transfusional destinavam-se a tratar e a prevenir hemorragias devidas a várias doenças. Há vários anos atrás, os produtos derivados do sangue eram utilizados para selar feridas e promover a cicatrização utilizando colas de fibrina. Estas colas de fibrina eram constituídas por fibrinogénio concentrado. A origem autóloga reduz o risco de contaminação. Consequentemente, uma maior exploração neste domínio levou à substituição da cola de fibrina por concentrados de plaquetas, que foi descrita pela primeira vez por Whitman et al. Consequentemente, a fibrina rica em plaquetas (PRF) como ferramenta para a regeneração de tecidos em medicina foi introduzida em 2001. O conceito foi extrapolado a partir do concentrado de plaquetas de primeira geração, ou seja, o plasma rico em plaquetas (PRP). A sua eficácia em vários campos da medicina foi espantosa, apesar do revés de inibir a cascata de coagulação devido a um anticoagulante na preparação, enquanto a segunda geração envolve a fibrina rica em plaquetas (PRF) e o fator de crescimento concentrado (CGF). Os concentrados de plaquetas de terceira geração são a fibrina rica em plaquetas avançada (A-PRF) e a fibrina rica em plaquetas injetável (I- PRF).

Com os avanços posteriores, surgiu o PRF de leucócitos (L-PRF). É assim designado devido à maior contagem de leucócitos. O L-PRF actua como uma matriz de fibrina tridimensional que retém os factores de crescimento, com a vantagem adicional da ausência de anticoagulantes na formulação

Os concentrados de plaquetas são produzidos por centrifugação do sangue total e podem ser classificados num sistema de quatro famílias com base na presença de leucócitos e na arquitetura da fibrina:

PRP puro (P-PRP), plasma rico em leucócitos e plaquetas (L-PRP), PRF puro (P-PRF) e fibrina rica em leucócitos e plaquetas (L-PRF)

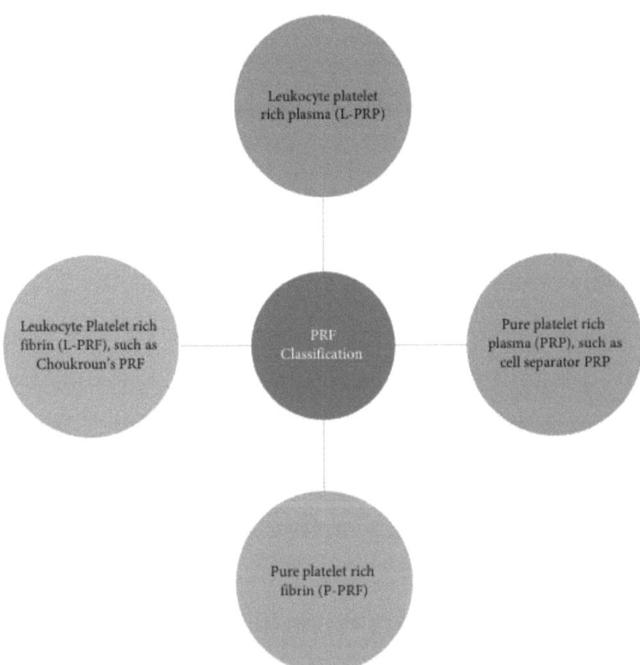

FIGURE 2: Classification based on leukocytes.

Plasma pobre em leucócitos ou plasma rico em plaquetas puro (P-PRP): Os concentrados de plaquetas puros foram inicialmente desenvolvidos para utilização tópica como uma aplicação suplementar às unidades de plaquetas clássicas, e a sua primeira implementação clínica foi registada na cirurgia maxilofacial.

O método de produção de concentrados de plaquetas para uso tópico é chamado plasmaférese, que requer um separador de células que separa o sangue em diferentes componentes, como plaquetas, leucócitos e eritrócitos, que podem então ser usados e readministrados ao paciente.

Plasma rico em leucócitos e plaquetas (L-PRP): O principal objetivo do desenvolvimento de um método alternativo e mais conveniente era incorporar concentrados de plaquetas na prática diária sem a necessidade de um laboratório de transfusão. Inicialmente, o produto recolhido tinha grandes quantidades de leucócitos que eram difíceis de eliminar sem a ajuda de um separador de células. No entanto, a alteração dos parâmetros de colheita permitiu a colheita de PRP puro (sem leucócitos) através de uma experimentação mais rigorosa. A principal desvantagem desta técnica é a necessidade essencial de centrifugadoras e kits de preparação caros e complexos. Além disso, tal como a cola de fibrina, o produto final dissolve-se rapidamente. Consequentemente, o L-PRP torna-se pouco comum para uso diário.

Concentrados de fibrina pobre em leucócitos ou fibrina pura rica em plaquetas (P-PRF) Para produzir fibrina pura rica em plaquetas, é colhida uma pequena quantidade de sangue num tubo de colheita. Adiciona-se citrato trissódico como anticoagulante e um gel separador, e a suspensão é centrifugada a alta velocidade durante seis minutos.

A empresa que desenvolveu este método alegou que é produzida uma formulação plaquetária "natural", uma vez que não foi adicionada trombina bovina. No entanto, estas afirmações são questionáveis porque estão envolvidos no processo compostos sintéticos (isto é, anticoagulante e gel separador)

Concentrados de fibrina rica em leucócitos e plaquetas (L-PRF): Choukroun et al. desenvolveram uma técnica simples para produzir L-PRF em França. O sangue venoso é introduzido em tubos de vidro e centrifugado a baixa velocidade. A ativação plaquetária e a polimerização da fibrina são instantâneas devido à ausência de anticoagulantes. O coágulo de PRF produzido tem várias aplicações clínicas em cirurgia oral, maxilofacial, otorrinolaringologia e cirurgia plástica. Esta preparação tem a vantagem de se dissolver gradualmente após a aplicação, e a malha tridimensional de fibrina remodela-se lentamente, correspondendo ao coágulo sanguíneo fisiológico .[15]

Os factores de crescimento concentrados (CGF), ao contrário do PRF, utilizam uma velocidade de centrifugação alterada para produzir uma matriz de fibrina muito maior, mais densa e mais rica em factores de crescimento do que o PRF e demonstraram uma melhor capacidade regenerativa e uma maior versatilidade como material regenerativo devido à concentração de fibrinogénio, fator XIII e trombina.

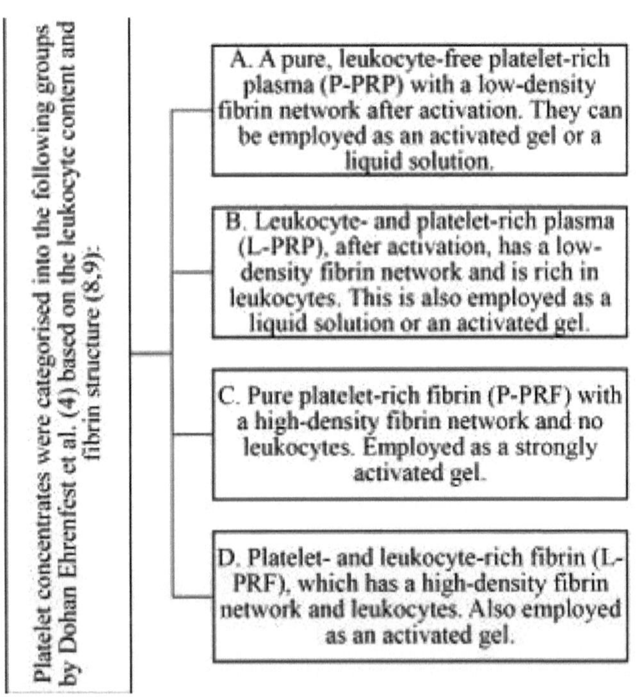

PREPARAÇÃO DE FIBRINA RICA EM PLAQUETAS

Armamentário

- Torniquete e ligadura

- Conjunto de agulhas de borboleta de segurança de calibre 21

- Tubos de recolha de sangue estéreis de vidro de 10 ml selados a vácuo (por exemplo, Vacutainer, Becton Dickinson) sem aditivos

- Centrifugadoras de mesa: - IntraSpin da Intra-Lock International - PRF DUO Quattro da PRF Process Choukroun - Medifuge MF200 da Silfradent - Blood Spin Centrifuge BSC 10 da Boca Dental Regenerative

- Caixa de imprensa da PRF: - Kit de fabrico Xpression da Intra-Lock International - Caixa PRF da PRF Process Choukroun - Caixa PRF da Boca Dental Regenerative[16]

Procedimento:

O sangue venoso é colhido utilizando um tubo de vidro estéril de 10 ml (por exemplo, BD Vacutainer) sem aditivos. O sangue tem de ser centrifugado o mais rapidamente possível porque a polimerização da fibrina começa imediatamente após o sangue entrar no tubo.

A velocidade recomendada é de 2.700 rpm (400 g de força) durante 12 minutos numa centrífuga de mesa[17,18] . Dependendo da situação clínica, podem ser retirados e equilibrados na centrífuga vários tubos de sangue.

O sangue separa-se em três camadas: uma fração cor de palha de plasma acelular pobre em plaquetas (PPP) no nível máximo, um coágulo de PRF num nível intermédio e uma fração vermelha de glóbulos vermelhos (RBC) no nível básico.

A trombina circulante transforma o fibrinogénio, que se concentra inicialmente na parte superior do tubo, em fibrina. Forma-se assim um coágulo de fibrina no meio do tubo, entre os glóbulos vermelhos na parte inferior e o plasma acelular na parte superior.

As plaquetas ficam presas no coágulo de fibrina. Este é retirado do tubo de ensaio com uma pinça cirúrgica e separado das outras camadas com a ajuda de uma tesoura esterilizada. O PRF é então espremido entre compressas de gaze esterilizadas para obter uma película membranosa que pode ser embalada nos canais radiculares com facilidade.

A execução rápida desta técnica pode ajudar a obter um PRF clinicamente utilizável. Na ausência de um anticoagulante, a coagulação das amostras de sangue começa quase imediatamente após o contacto com o tubo de vidro. Esta técnica de preparação do PRF pode falhar se o tempo necessário para recolher e centrifugar o sangue for demasiado longo. A polimerização da fibrina no interior do tubo pode ocorrer de forma difusa e apenas se pode obter um pequeno coágulo de sangue sem consistência.

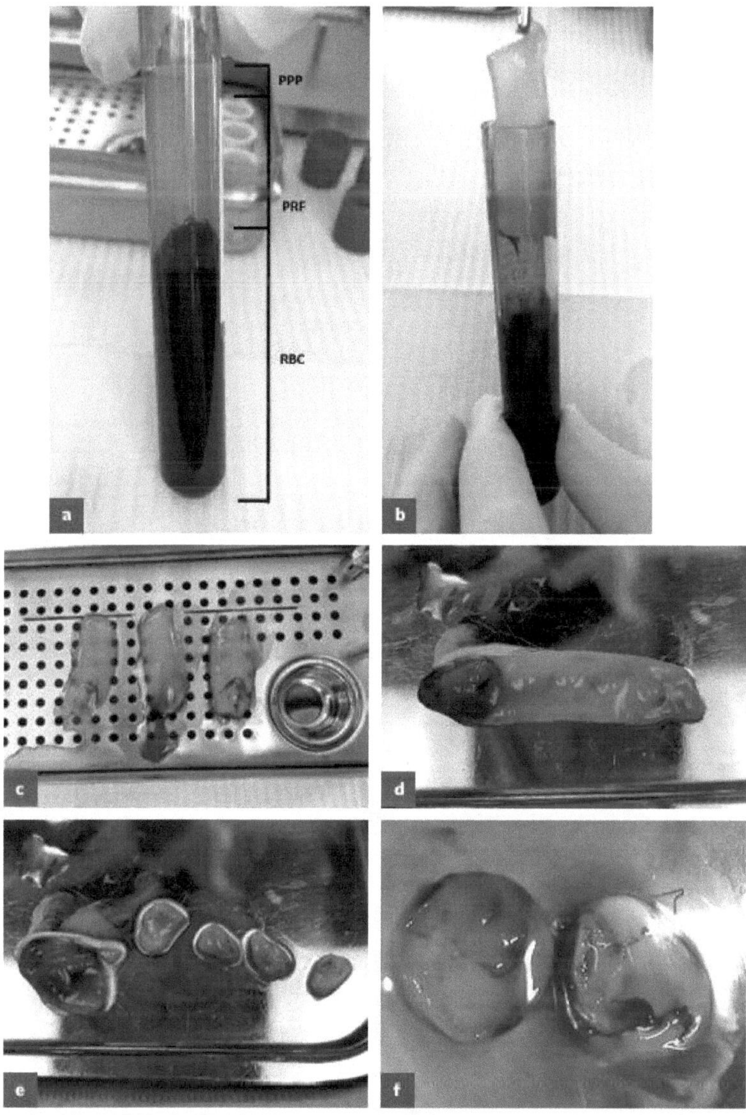

FIG 2-1 (*a*) Centrifuged blood. RBCs at the bottom, PPP on the top, and a fibrin clot of PRF in the middle. (*b*) The middle PRF clot layer is removed with tweezers. (*c*) PRF in the membrane press box before being pressed. (*d*) PRF after being pressed. (*e*) PRF cut into pieces. (*f*) PRF pressed in cylinder and made into plugs.

TÉCNICAS/PROTOCOLOS E TIPOS DE PRF

Com o avanço da investigação, foram concebidas várias modificações no protocolo de preparação do PRF para melhorar o seu potencial de cicatrização e regeneração de feridas [6]

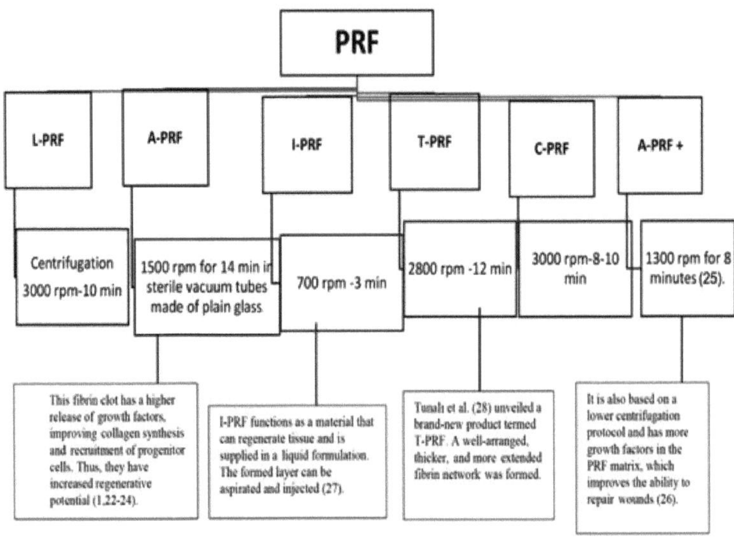

MECANISMO DE ACÇÃO DA FIBRINA RICA EM PLAQUETAS

O PRF é constituído por um complexo de fibrina empacotado que consiste em leucócitos, citocinas e glicoproteínas como a trombospondina. Num arcabouço de PRF condensado, os leucócitos ocupam uma posição integral na libertação de factores de crescimento, para além de uma resposta imunitária. A promoção da regeneração dos tecidos e da cicatrização de feridas é conseguida devido a esta concentração de plaquetas ricas em factores de crescimento. O fator de crescimento transformador beta (TGF-β) acelera a dentinogénese reacional, estimulando a atividade odontoblástica. Os leucócitos, as citocinas e os linfócitos inibem a infeção e as cascatas inflamatórias. O fator de crescimento endotelial vascular (VEGF) ajuda na angiogénese, que é fundamental na revascularização

Papel da fibrina na angiogénese: As citocinas, incluindo o FGF, VEGF, angiopoietina e PDGF, ficam presas na estrutura tridimensional da matriz de fibrina, resultando numa libertação lenta e progressiva, que é imperativa na angiogénese. A fibrina provoca o aumento da expressão da integrina αvβ3, que estimula a ligação das células endoteliais à fibrina, fibronectina e vitronectina.

Resposta Imune Assistida por Fibrina: A adesão às células endoteliais, o fibrinogénio e a transmigração dos neutrófilos são auxiliados pela fibrina. A fibrina actua aumentando a expressão dos receptores CD11c/CD18 nas células endoteliais. A colonização da ferida por macrófagos é modulada pela fibrina e pela fibronectina.

Efeito da Fibrina nas Células Estaminais Mesenquimais: A matriz de fibrina fornece um suporte para células mesenquimais indiferenciadas e promove a diferenciação, imperativa para a regeneração de tecidos.

Efeito da Fibrina no Tecido Ósseo: Da mesma forma, a fibrina também actua como um suporte para a proteína morfogénica óssea e a sua libertação sustentada a partir da matriz de fibrina induz a formação óssea. A libertação constante de VEGF, FGF e PDGF promove a angiogénese. As células estaminais circulantes ficam presas no coágulo de fibrina, resultando em hemostase, permitindo assim a restauração dos tecidos[15]

Plasma fibrin
Upon centrifugation
Undergoes slow & natural polymerization
Formation of fibrin mesh
Incorporation of platelets and leukocytes within the fibrin mesh
Degranulation of platelets
Release of cytokines
Stimulation of cell migration and proliferation within fibrin matrix
Healing of tissues
Role of PRF in healing of tissues

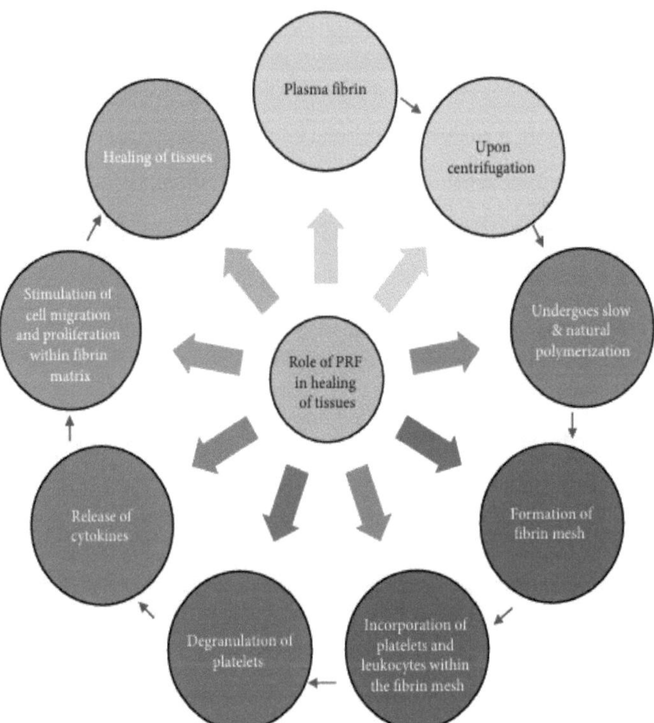

Figure 3: Role of PRF in healing of tissues.

COMPARAÇÃO DO PRF COM O PRP

PRP (plasma rico em plaquetas) PRF (fibrina rica em plaquetas)

Anticoagulante utilizado - Trombina bovina e Nenhum anticoagulante

e cloreto de cálcio

Centrifugação com duas centrifugações (centrifugação suave efectuada a Centrifugação simples (centrifugada a

1300 rpm durante 10 minutos, seguido de centrifugação forte, 2700-3000 rpm durante 12 minutos)

a 2000 rpm durante 10 minutos)

A preparação é trabalhosa Simples e económica

Ativação drástica e polimerização rápida devido a fibrina tridimensional flexível

à adição de trombina para a rede de conversão que suporta as citocinas

de fibrinogénio para fibrina conduz a uma rede densa e à migração celular

de monofibras que é deficiente em citocinas devido à lentidão fisiológica

polimerização por concentração.

Cicatrização mais lenta. Apresenta uma cinética de cicatrização limitada e mais rápida e forte

regeneração da dentina

Inibe a diferenciação de BMSC Mostra a proliferação e diferenciação de BMSCs (células estaminais mesenquimais ósseas)

A libertação máxima de morfogénios ocorre antes da libertação constante dos seus factores de crescimento

o crescimento celular efetivo, e há menos com o nível máximo a atingir os 14

moléculas de sinalização para osteoblastos e dias correspondentes ao crescimento

odontoblastos dos tecidos circundantes padrão dos tecidos periapicais

Matriz de fibrina suscetível de ser eliminada na matriz de fibrina mais forte e estável[2]

campo cirúrgico [2]

VANTAGENS E DESVANTAGENS DO PRF

Vantagens do PRF em relação ao PRP

1. Não há tratamento bioquímico do sangue.
2. Processo simplificado e económico.
3. Cicatrização favorável devido à polimerização lenta.
4. Não é necessária a utilização de trombina bovina e de anticoagulantes. Assim, a utilização de fibrina vital como um suporte autólogo para o transplante de células periosteais ou de células estaminais e, consequentemente, para a engenharia de tecidos ósseos é uma opção óbvia.
5. Migração celular mais eficiente 6. O PRF tem um efeito de apoio ao sistema imunitário.
6. O PRF ajuda na hemostase.
7. Contém grandes quantidades de plaquetas e citocinas leucocitárias.
8. Potencial de cura poderoso em tecidos moles e duros[19]

Desvantagens da PRF:

1. O sangue autólogo limita o volume
2. A punção para recolha de sangue pode causar rejeição do tratamento
3. O desempenho do protocolo PRF depende do momento da colheita de sangue e da transferência para a centrifugadora Muito difícil de armazenar o PRF após a preparação
4. A manipulação do PRF requer experiência clínica[20]

APLICAÇÕES DA FIBRINA RICA EM PLAQUETAS

Aplicações cirúrgicas e não cirúrgicas da PRF:

- Cirúrgico

- Procedimentos de ressecção da raiz

- Procedimentos de ressecção da extremidade da raiz

- Procedimentos de preservação de soquetes

- Não cirúrgico

- Endodontia regenerativa

- Barreira de tecidos moles[16]

Os insucessos endodônticos são a causa mais comum das lesões periapicais, e a principal razão é a persistência de bactérias (intracanal e extracanal). Estudos demonstraram que, à medida que o tamanho da lesão aumenta, também aumenta o risco de insucesso da terapia de canais radiculares após o tratamento. Este aumento do risco é provável porque, à medida que o tamanho aumenta, também aumenta a probabilidade de a lesão ter evoluído para uma natureza cística. A infeção, a inflamação e a reabsorção óssea estão intimamente relacionadas com o desenvolvimento da periodontite apical.

Os mediadores bioquímicos são libertados localmente para estimular a resposta imunitária durante eventos inflamatórios. A integridade dos tecidos ósseos depende da manutenção de um equilíbrio delicado entre a reabsorção óssea pelos osteoclastos e a deposição óssea pelos osteoblastos.

Com os avanços nas técnicas cirúrgicas, o resultado do tratamento endodôntico cirúrgico parece ser mais promissor e previsível do que antes. A cirurgia apical é agora considerada uma opção de tratamento previsível para salvar um dente com patologia apical que não pode ser tratada por procedimentos endodônticos convencionais e não cirúrgicos.

Foram utilizados diferentes materiais naturais: enxertos ósseos, plasma rico em plaquetas (PRP), proteínas morfogénicas ósseas (BMPs), fator de crescimento derivado de plaquetas (PDGF), hormona paratiroide e derivado proteico da matriz do esmalte (EMD), que foram aplicados localmente para promover o potencial de cicatrização do local cirúrgico. Por conseguinte, o PRF pode ser utilizado numa forma comum com o agregado de trióxido mineral (MTA) como alternativa para criar barreiras artificiais na extremidade da raiz e para induzir uma cicatrização periapical mais rápida em casos com grandes lesões periapicais.

A utilização de PRF sob a forma de uma membrana pode evitar a extrusão de material. O PRF também pode ser utilizado em procedimentos de pulpotomia regenerativa, nos quais a polpa coronal é removida e a ferida pulpar é coberta com PRF e depois selada com MTA e cimento de ionómero de vidro.

APLICAÇÃO NÃO CIRÚRGICA: PRF PARA ENDODONTIA DE REGENERAÇÃO

O PRF pode ser utilizado como um material de suporte ideal para a reparação e regeneração do tecido, uma vez que actua como uma matriz para a migração de células. O PRF também promove a revascularização dos dentes através da libertação de factores de crescimento.

Os três critérios para o sucesso de qualquer procedimento regenerativo, incluindo a endodontia regenerativa, são as células estaminais, as moléculas sinalizadoras e um suporte ideal. Um estudo realizado por Huang concluiu que se verificou uma proliferação de células da polpa dentária humana e um aumento da expressão proteica da osteoprogenina e da atividade da fosfatase alcalina nos casos em que foi utilizado o PRF.

Shivashankar et al. relataram um caso de revitalização de um dente com polpa necrótica e um ápice aberto, em que o PRF foi o biomaterial utilizado. Quando a inflamação diminui, as células da polpa dentária diferenciam-se em células semelhantes a odontoblastos sob a influência da bainha epitelial radicular de Hertwig. Foi relatado que a revitalização de um dente imaturo infetado e necrótico foi possível quando o PRF foi utilizado como biomaterial para regenerar o complexo dentina-polpa em condições de desinfeção total do canal. Com base na literatura, a diferença entre os coágulos sanguíneos naturais e o PRF é que este último é mais homogéneo e estável, sendo mais fácil de manusear e colocar na área local indicada.

O PRF pode ser utilizado como um suporte no tratamento endodôntico regenerativo de dentes não vitais imaturos traumatizados. A polimerização lenta durante a preparação do PRF gera um complexo de fibrina semelhante à ligação natural (in vitro). Ao contrário dos outros concentrados de plaquetas, o PRF pode libertar progressivamente citocinas durante a remodelação da matriz de fibrina.

Seis estudos apresentam um total de 55 pacientes que foram tratados com PRF, colocando-o nos canais dentários ou nas lesões perirradiculares. Um estudo relatou cinco pacientes com cicatrização incompleta. Dois pacientes não responderam ao tratamento; nos restantes 48 pacientes, foi conseguida a resolução completa e a regeneração óssea das lesões apicais. As patologias tratadas foram dentes imaturos com polpas necróticas, abcesso apical crónico agudo e periodontite apical crónica supurada. Recentemente, Lin et al. demonstraram que a cicatrização dos tecidos periapicais é um "evento programado". Mais do que o tamanho da lesão, é o microambiente

constituído por células progenitoras/tronco, matriz extracelular e moléculas bioactivas que desempenham um papel crucial na regeneração dos tecidos ou na formação de cicatrizes durante a cicatrização de feridas.

Um método potencial para melhorar o desempenho da desinfeção é a utilização de plasmas frios à pressão atmosférica. No entanto, devido à forma da geometria do canal estreito de um canal radicular, que normalmente tem um comprimento de alguns centímetros e um diâmetro de um milímetro ou menos, para uma melhor eficácia na eliminação de bactérias, o plasma deve ser gerado no interior do canal radicular. A partir daí, quando o plasma é gerado no interior do canal radicular, todos os tipos de agentes reactivos, incluindo peças de vida curta, como partículas de carga, podem desempenhar algum papel na morte das bactérias. Lu et al. utilizaram um dispositivo de jato de plasma fiável e de fácil utilização, capaz de gerar plasma no interior do canal radicular.

Outro estudo de Hiremath et al. descreveu e relatou resultados positivos com a pulpotomia usando PRF. A eficácia deste método tem de ser demonstrada em ensaios a longo prazo com amostras maiores para justificar a sua utilização no tratamento da pulpite. A pulpotomia com PRF poderia ser um tratamento substituto do MTA ou de outros materiais. Bains et al. relataram a aplicabilidade do PRF no tratamento da perfuração iatrogénica do pavimento pulpar na região de furca do primeiro molar inferior; o PRF e o MTA pareceram ser os materiais mais favoráveis para bons resultados clínicos a longo prazo. A endodontia regenerativa tem sido utilizada em diferentes procedimentos de canal radicular, incluindo apexificação, apexogénese, pulpotomia e cirurgia apical endodôntica. Em estudos recentes, os investigadores melhoraram a regeneração óssea periapical, o desenvolvimento radicular e a vitalidade da polpa. Além disso, uma revisão abrangente e sistemática de evidências clínicas mostrou que a aplicação de PRF é um procedimento bem-sucedido no tratamento de dentes imaturos. Embora o nível de evidência fosse fraco, foram incluídos relatórios e são necessários mais estudos bem concebidos com períodos de acompanhamento mais longos. A breve revisão da literatura que se segue sobre as várias aplicações do PRF na terapia endodôntica considerou uma variedade de métodos que têm sido realizados, tais como limpeza mecânica, irrigação, irradiação a laser, ultrassom e aplicação de hipoclorito e outros compostos antibacterianos. Os procedimentos endodônticos regenerativos estão a ser amplamente adicionados ao atual arsenal de procedimentos de terapia pulpar.

Estes procedimentos de base biológica são concebidos para restaurar a função de uma polpa danificada e não funcional através da estimulação das células estaminais e progenitoras da polpa dentária existentes no canal radicular em condições favoráveis à sua diferenciação. Relatos de casos recentes demonstraram que a utilização combinada de PRF e MTA como material de preenchimento radicular é benéfica para a gestão endodôntica de um ápice aberto.

A revascularização é a abordagem mais estudada e bem-sucedida da endodontia regenerativa. A revitalização de dentes imaturos infectados e necróticos é possível sob condições de desinfeção total do canal combinada com o efeito aditivo do PRF. O PRF é proposto como um biomaterial ideal para regenerar o complexo dentina-polpa porque é um material de suporte potencialmente válido que contém leucócitos e factores de crescimento para facilitar a cicatrização e regeneração dos tecidos em dentes necróticos imaturos em crianças. O potencial reparador e regenerativo do PRF e o metabolismo celular melhorado com a bioestimulação laser, em combinação com a capacidade de selagem do MTA, aumentam o sucesso clínico dos procedimentos de pulpotomia e apexificação. As terapias de revitalização, revascularização e regeneração da polpa ainda precisam de ser validadas com ensaios clínicos robustos.

A fibrina rica em plaquetas (PRF) foi reconhecida como um material de suporte para a endodontia regenerativa porque tem todas as propriedades necessárias para a terapia endodôntica regenerativa. Uma vez que a PRF é derivada do sangue do próprio paciente, é 100% compatível com o corpo do paciente. O PRF foi reconhecido pela sua utilização como material de suporte na revascularização de dentes permanentes imaturos com polpas necróticas. As células estaminais e os factores de crescimento presentes no PRF promovem a proliferação e diferenciação celular e permitem o desenvolvimento contínuo da raiz e do tecido circundante. O PRF também tem sido considerado uma bainha estabilizadora e nutritiva. Liberta factores de crescimento e células estaminais que aumentam a migração celular para a neoangiogénese e vascularização e promovem a cicatrização.

PRF como suporte para endodontia regenerativa

Critérios de inclusão

- Dente necrótico permanente restaurável

- Dente permanente imaturo de raiz única, maxilar ou mandibular, com ápice aberto

- Pelo menos 5 mm de desenvolvimento radicular

- O doente é cooperante

- O doente está disponível e compromete-se a voltar às consultas

Critérios de exclusão

- Dentes não restauráveis

- O doente não pode dar o seu consentimento ou não está disposto a participar

- O doente não está disponível para visitas de acompanhamento

- Doentes imunocomprometidos[16]

Utilização do PRF como andaime

Primeira marcação

Durante a primeira consulta, é importante rever os registos médicos e dentários do paciente e a radiografia de base para verificar a elegibilidade para o procedimento PRF. Será necessária anestesia com lidocaína a 2% com epinefrina 1:100.000 para este procedimento.

Uma vez verificado, siga os seguintes passos:

1. Colocar um dique de borracha para isolar o dente.

2. Desinfetar o campo com hipoclorito de sódio (NaOCl) a 5,2%, seguido de tiossulfato de sódio a 5%.

3. Quando o dente tiver sido acedido e o comprimento de trabalho tiver sido determinado, toque ligeiramente na parede do canal com uma lima manual para romper o biofilme bacteriano.

4. Irrigar o sistema de canais radiculares primeiro com NaOCl a 1,5% (20 ml/canal durante 5 minutos) e depois com soro fisiológico (20 ml/canal durante 5 minutos).

5. Irrigar o canal com tiossulfato de sódio a 5% e secar com pontas de papel esterilizadas.

6. Injecte lentamente hidróxido de cálcio no espaço do canal utilizando uma seringa de 3 ml equipada com uma ponta capilar inserida até ao comprimento de trabalho.

7. Coloque microesponjas e uma restauração temporária constituída por um GC Fuji TRIAGE (GC America Inc) no acesso.

Segunda consulta (1 a 4 semanas mais tarde)

Efetuar um exame clínico para assegurar que não existem sinais ou sintomas (ou seja, dor moderada a grave à palpação, percussão, trato sinusal ou inchaço). Se o doente apresentar quaisquer sinais ou sintomas, repetir o tratamento efectuado na primeira consulta. Caso contrário, siga os passos seguintes:

1. Determinar a cor do dente utilizando a escala de cores VITA classical A1-D4 (VITA North America).

2. Administrar anestesia com mepivacaína a 3% e colocar um dique de borracha para isolar o dente.

3. Desinfetar o campo primeiro com NaOCl a 5,2% seguido de tiossulfato de sódio a 5%.

4. Uma vez acedido o sistema de canais radiculares, remova o hidróxido de cálcio irrigando com soro fisiológico (20 ml/canal durante 5 minutos) seguido de uma lavagem final com ácido etilenodiaminotetracético (EDTA) a 17% (20 ml/canal durante 5 minutos).

5. Efectue uma lavagem final com soro fisiológico (20 ml/canal durante 1 minuto) e seque o canal com pontas de papel esterilizadas.

6. Colher sangue utilizando um Vacutainer de vidro de 10 ml (Becton Dickinson) sem quaisquer aditivos e efetuar os seguintes passos:

a. Centrifugar a 2.700 rpm durante 12 minutos. O sangue separa-se em plasma pobre em plaquetas, um coágulo de fibrina PRF e glóbulos vermelhos

b. Separar o coágulo de fibrina PRF puxando-o com uma pinça e cortando-o conforme necessário.

c. Utilize uma caixa PRF para comprimir o coágulo PRF e corte-o em pedaços, conforme necessário.

7. Irrigar o canal radicular com o líquido obtido por compressão do coágulo PRF.

8. Utilize uma lima para induzir a hemorragia e preencher a porção apical do canal radicular. O sangue deve preencher um quarto a metade da porção apical do canal radicular.

9. Insira o tampão de membrana PRF no canal radicular até ao ápice do dente utilizando uma guta-percha pré-medida ou um tampão endodôntico manual

10. Coloque o agregado de trióxido mineral (MTA) ou uma biocerâmica (por exemplo, BC putty, biodentine) sobre o tampão de membrana PRF. Se houver humidade excessiva no canal radicular, pode ser colocado um pequeno pedaço de CollaPlug (Zimmer Biomet) sobre o tampão de membrana PRF antes da colocação do MTA ou da biocerâmica.

11. Aplique uma camada de 1 a 2 mm de ionómero de vidro suavemente sobre a camada de biocerâmica e fotopolimerize durante 40 segundos.

12. Coloque uma restauração de compósito sobre o ionómero de vidro .[16]

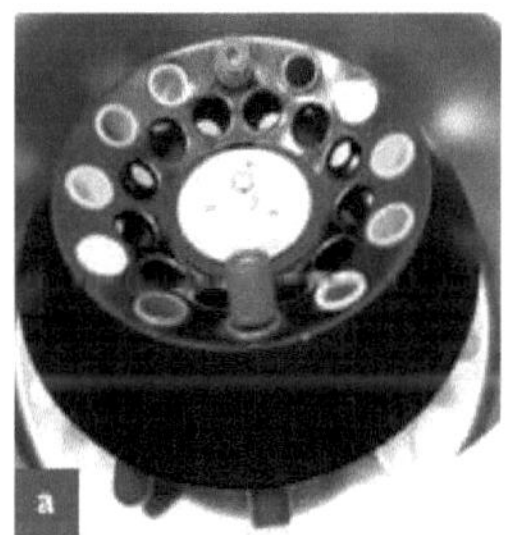

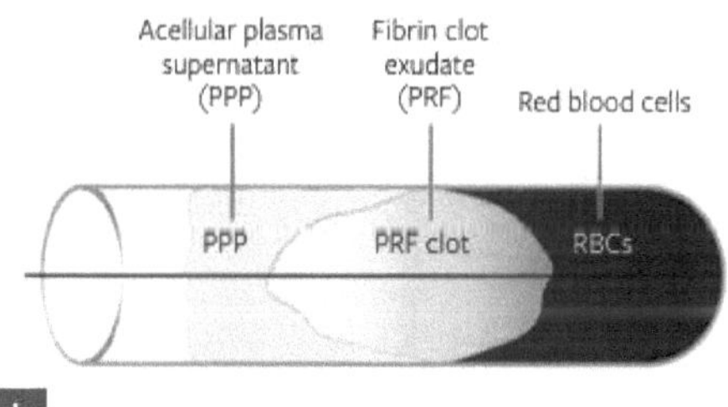

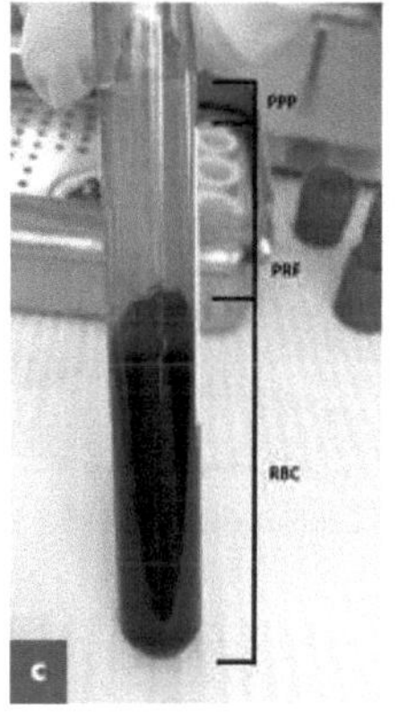

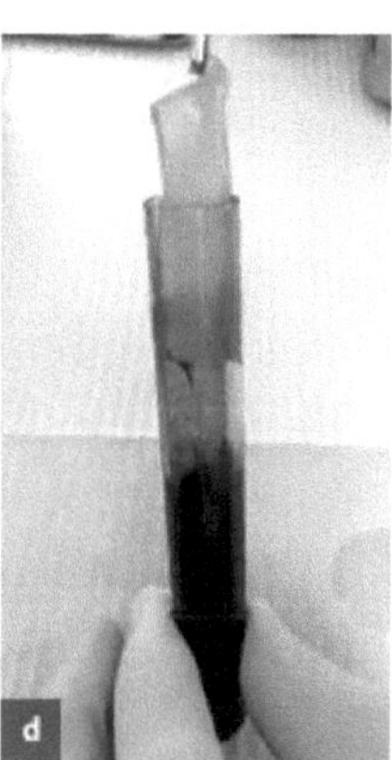

FIG 3-1 (*a*) The blood is centrifuged at 2,700 rpm for 12 minutes. (*b and c*) A fibrin clot will form in the middle of the tube. The top contains acellular plasma (ie, platelet-poor plasma or PPP), and the bottom contains RBCs. (*d*) Pull out the fibrin clot with tweezers.

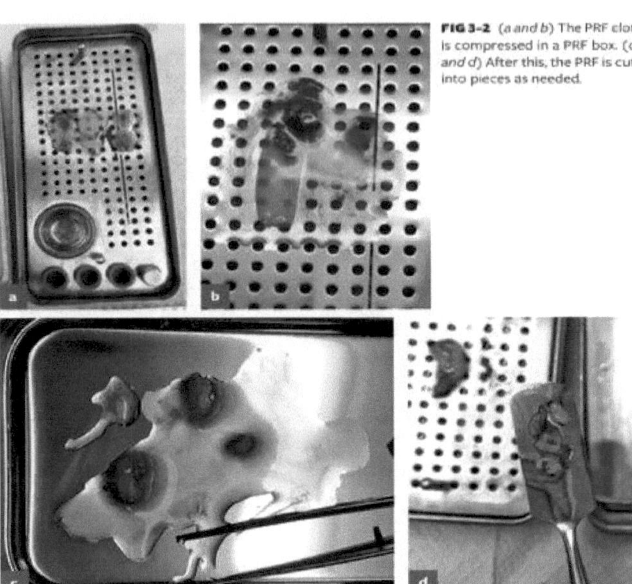

FIG 3-2 (*a and b*) The PRF clot is compressed in a PRF box. (*c and d*) After this, the PRF is cut into pieces as needed.

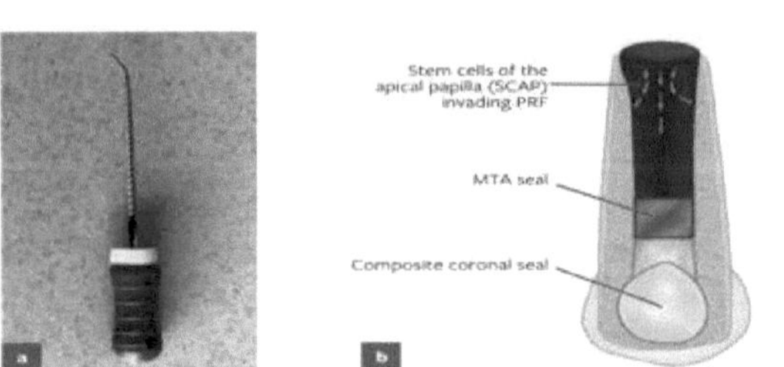

FIG 3-3 (*a*) Bleeding is induced by using a pre-bent k-file size 25 at 2 mm past the foramen. (*b*) The blood should fill the apical one-fourth to one-half of the root canal.

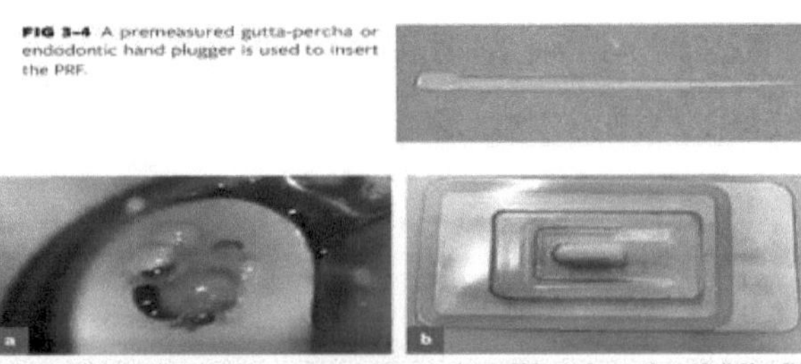

FIG 3-4 A premeasured gutta-percha or endodontic hand plugger is used to insert the PRF.

FIG 3-5 (*a*) When there is excess moisture in root canal over PRF membrane plug, a CollaPlug (*b*) can be trimmed to size and placed over the PRF membrane plug to absorb the moisture.

Utilização de um tampão apical

Um tampão apical pode ser utilizado como barreira no exterior da raiz. Depois, toda a raiz é preenchido com MTA ou um material biocerâmico.

Critérios de inclusão

- Dente necrótico permanente restaurável
- Dente permanente imaturo de raiz única, maxilar ou mandibular, com ápice fechado
- O doente é cooperante

Critérios de exclusão

- Dentes não restauráveis
- O doente não pode dar o seu consentimento ou não está disposto a participar
- O doente não está disponível para visitas de acompanhamento
- Pacientes imunocomprometidos[16]

Primeira marcação

Rever os dados médicos e dentários do paciente e a radiografia de base para verificar a sua elegibilidade. Após a avaliação, preencher o seguinte:

1. Obter anestesia e colocar um dique de borracha para isolar o dente.
2. Determinar o comprimento de trabalho quando o dente estiver acessível.
3. Após o acesso, limpar e modelar o canal.

4. Irrigar o sistema de canais radiculares primeiro com NaOCl a 1,5% (20 ml/canal durante 5 minutos) e depois irrigar com soro fisiológico (20 ml/canal durante 5 minutos).

5. Injecte lentamente hidróxido de cálcio no espaço do canal utilizando uma seringa de 3 ml equipada com uma ponta capilar inserida até ao comprimento de trabalho.

6. Colocar microesponjas e uma restauração temporária constituída por GC Fuji TRIAGE no acesso.

Segunda consulta (após 4 semanas)

Efetuar um exame clínico para garantir que não existem sinais ou sintomas (ou seja, dor moderada a grave à palpação, percussão, trato sinusal ou inchaço). Se o doente apresentar quaisquer sinais ou sintomas, repetir o tratamento efectuado na primeira consulta. Caso contrário, siga os passos seguintes:

1. Determinar a cor do dente utilizando a escala de cores VITA classical A1-D4.

2. Obter anestesia com lidocaína a 2% com epinefrina 1:100.000.

3. Colocar um dique de borracha para isolar o dente.

4. Uma vez acedido o sistema de canais radiculares, remova o hidróxido de cálcio irrigando com soro fisiológico (20 ml/canal durante 5 minutos) seguido de uma lavagem final com EDTA a 17% (20 ml/canal durante 5 minutos).

5. Efectue uma lavagem final com soro fisiológico (20 ml/canal durante 1 minuto) e seque o canal com pontas de papel esterilizadas.

6. Colher sangue utilizando um Vacutainer de 10 ml sem quaisquer aditivos e efetuar os seguintes passos:

a. Centrifugar a 2.700 rpm durante 12 minutos. O sangue é separado em plasma pobre em plaquetas, coágulo de fibrina PRF e hemácias.

b. Separar o coágulo de fibrina, puxando-o com uma pinça e cortando-o conforme necessário.

c. Utilize uma caixa PRF para comprimir o coágulo PRF.

7. Corte a membrana PRF comprimida à medida e insira-a no canal radicular.

8. Insira o tampão de membrana PRF no canal radicular até ao ápice do dente com uma guta-percha pré-medida ou um tampão endodôntico manual.

9. Colocar várias peças até se formar uma barreira apical firme.

10. Preencha o canal com MTA até à junção cemento-esmalte.

11. Colocar uma restauração de compósito sobre o MTA [16]

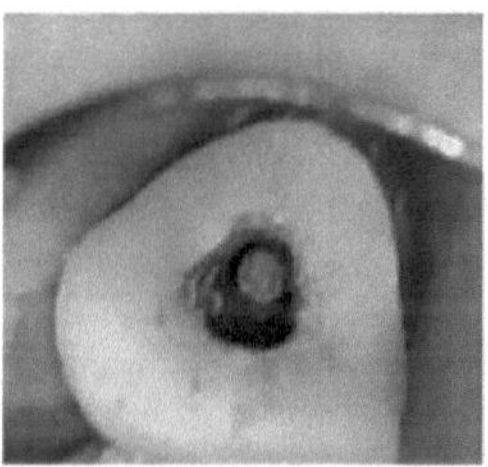

FIG 3-6 MTA condensed into the root canal to the cementoenamel junction.

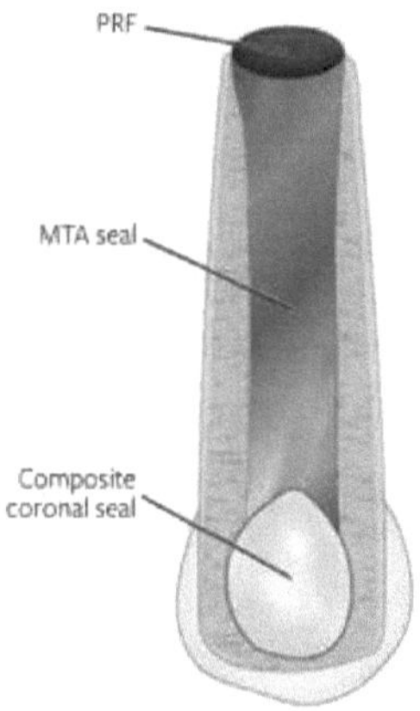

FIG 3-7 Composite restoration over the MTA.

Fator de crescimento concentrado (CGF):

Foram discutidos na literatura vários produtos derivados do sangue, incluindo o plasma rico em plaquetas (PRP), a fibrina rica em plaquetas (PRF) e o fator de crescimento concentrado (CGF). Todos eles implicam a centrifugação pré-operatória de sangue colhido do doente e envolvem diferentes velocidades e tempos para separar os componentes do sangue. Cada produto tem utilizações idênticas e as opiniões variam quanto ao produto que proporciona efeitos superiores ao outro, mas a literatura indica resultados semelhantes com cada formulação. Embora as condições de centrifugação sejam diferentes para o PRF e o CGF, estes são preparados por mecanismos essencialmente idênticos; por conseguinte, é concebível que as membranas fabricadas a partir de qualquer um dos produtos tenham propriedades mecânicas e químicas semelhantes. Tanto as preparações de PRF como de CGF contêm quantidades elevadas de factores de crescimento capazes de estimular a proliferação de células periosteais. Isto sugere que o PRF e o CGF funcionam não só como um suporte, mas também como um reservatório para fornecer factores de crescimento no local de aplicação.

O fabrico de CGF é iniciado por flebotomia, utilizando dois tubos Vacutainer diferentes, um com topo vermelho e outro com topo branco. Os tubos Vacutainer de tampa vermelha são utilizados para criar um produto de fase sólida utilizado para membranas, resultando num coágulo de fibrina após a conclusão da centrifugação. O tubo é revestido com silicone para ajudar na formação do coágulo de fibrina. Após a centrifugação, o sangue no tubo Vacutainer separa-se em quatro fases ou camadas. A camada no topo do tubo é o soro, e uma camada intermédia por baixo consiste na camada de fibrina (coágulo). À volta do coágulo existe uma camada líquida que contém factores de crescimento e, no fundo do tubo, a camada inferior é constituída pelos glóbulos vermelhos. O CGF é uma matriz orgânica rica em fibrina que contém factores de crescimento, plaquetas, leucócitos e células estaminais CD34+ que ajudam no processo de regeneração. Além disso, estão presentes células imunológicas que são eficazes na regulação da inflamação e na minimização do risco de infeção.

O coágulo de fibrina é o PRF ou CGF, que consiste em cinco factores de crescimento representativos das plaquetas: fator de crescimento derivado das plaquetas-BB (PDGF-BB), fator de crescimento transformador β1 (TGF-β1), fator de crescimento semelhante à insulina 1 (IGF-1), fator de crescimento endotelial vascular (VEGF) e fator de crescimento fibroblástico básico (bFGF). Uma quantidade de fatores de crescimento está localizada na interface entre o coágulo de fibrina e a camada de hemácias. O coágulo de fibrina resultante é utilizado como membrana quando comprimido e como tampão quando não comprimido. A parte líquida do buffy coat, designada por cola CGF, é um adesivo de tecido de fibrina com propriedades hemostáticas e de selagem de tecidos. Quando injectada sobre o tecido mole ou o material de enxerto, promove a cicatrização de feridas e acelera a osteogénese.

A cola CGF melhora a estabilidade da ferida e a fixação de novo tecido conjuntivo à superfície da raiz, promovendo a regeneração epitelial, endotelial e epidérmica, ao mesmo tempo que diminui a formação de cicatrizes. Além disso, tem propriedades antimicrobianas devido às elevadas concentrações de leucócitos, que actuam como agente anti-antigénico em feridas crónicas que não cicatrizam, ao mesmo tempo que proporciona um suporte para apoiar a migração celular. A fase líquida do FGC (LPCGF) é a porção rica do plasma perto da zona de buffy coat. É extremamente diferente do PRP porque pode ser produzido sem anticoagulantes e activadores de coágulos.

O tubo Vacutainer de topo branco não contém qualquer revestimento no tubo ou substâncias adicionais. Aquando da centrifugação, resulta uma fase líquida sem formação de coágulos no tubo. O líquido apresenta propriedades semelhantes a cola quando colocado em material de enxerto ósseo e é utilizado para infiltração sobre a ferida de tecido mole (fecho de retalho). Tem de ser utilizado no prazo de 20 a 30 minutos após a centrifugação. Um atraso na utilização para além desse tempo faz com que o líquido se torne gelatinoso, pelo que não pode ser injetado ou escoado sobre o local. O líquido também tem sido utilizado em aplicações estéticas e cosméticas, como o rejuvenescimento facial, a volumização facial, a eliminação de linhas finas e rugas e outras utilizações .[16]

Fabrico de membranas CGF

O fabrico da membrana começa com a colheita do sangue do doente na altura do tratamento em tubos Vacutainer com tampas vermelhas e brancas e a centrifugação desses tubos à velocidade adequada para provocar a separação nos tubos. Durante a separação, formam-se coágulos de fibrina nos tubos com tampa vermelha, que são retirados do tubo com um alicate de algodão. A camada de hemácias no fundo do tubo é separada do coágulo de fibrina, deixando cerca de 10 mm ligados a

o coágulo de fibrina. O coágulo de fibrina resultante pode ser comprimido ou deixado sem compressão. Quando achatado, pode ser utilizado como uma membrana sobre um enxerto para cobrir um defeito nos tecidos moles, utilizado para aumentar o volume dos tecidos moles (ou seja, técnicas de Chao Pinhole ou de gotas gengivais), ou utilizado para reparar perfurações na membrana do seio maxilar quando se efectua um aumento do seio.

Os coágulos de fibrina não comprimidos podem ser utilizados sem osso para enxerto de alvéolos de extração, aumento do seio maxilar ou para preencher defeitos da crista na colocação de implantes. O coágulo de fibrina é colocado num tabuleiro esterilizado pronto a ser utilizado tal como está (não comprimido) ou pode ser comprimido utilizando a tampa do tabuleiro com peso para pressionar o líquido para fora do coágulo de fibrina, permitindo a sua utilização como membrana.

Por conseguinte, podem ser fabricados dois tipos de coágulos de fibrina, comprimidos ou não comprimidos, consoante a sua utilização. A camada amarela é retirada do tubo Vacutainer de topo branco com uma seringa. Este líquido contém fibroblastos concentrados e factores de crescimento e pode ser utilizado como uma "cola de tecido" sobre a membrana de coágulo de fibrina ou para selar o retalho após a colocação da sutura. Além disso, pode ser misturado com o líquido do tubo Vacutainer de tampa vermelha para criar "osso pegajoso". [16]

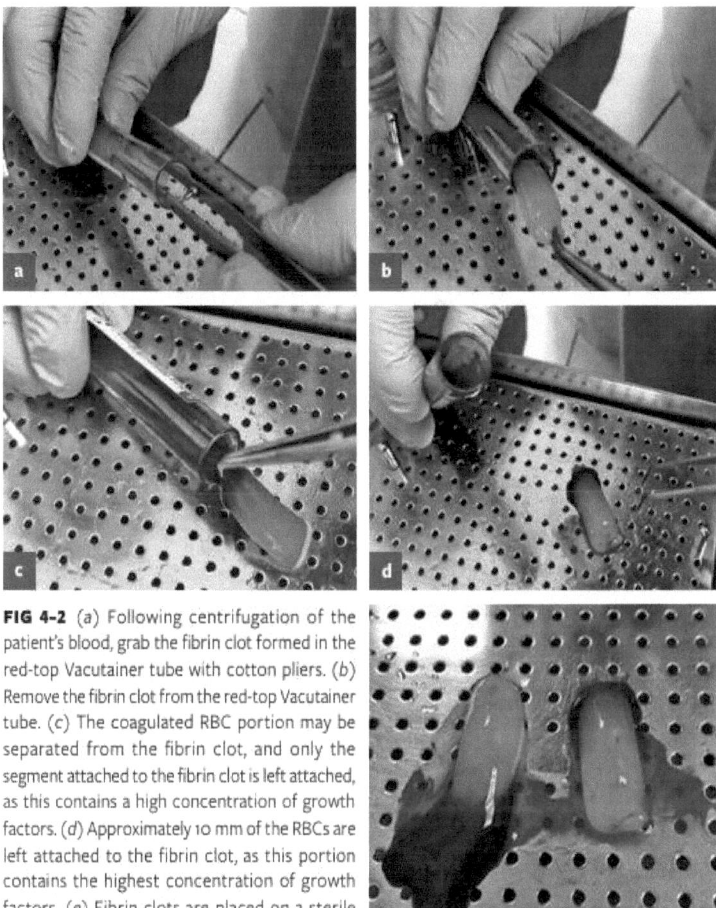

FIG 4-2 (*a*) Following centrifugation of the patient's blood, grab the fibrin clot formed in the red-top Vacutainer tube with cotton pliers. (*b*) Remove the fibrin clot from the red-top Vacutainer tube. (*c*) The coagulated RBC portion may be separated from the fibrin clot, and only the segment attached to the fibrin clot is left attached, as this contains a high concentration of growth factors. (*d*) Approximately 10 mm of the RBCs are left attached to the fibrin clot, as this portion contains the highest concentration of growth factors. (*e*) Fibrin clots are placed on a sterile tray and may be used as is (uncompressed) or compressed.

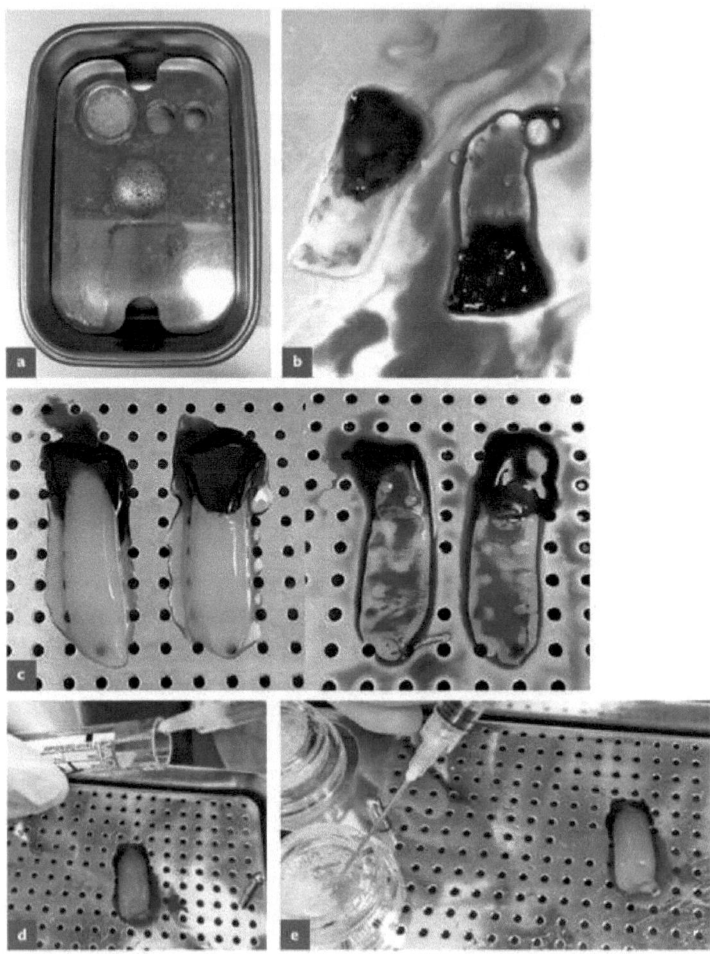

FIG 4-3 (*a*) When compressed membranes are desired, place the weighted tray cover over the fibrin clots in the sterile tray to press the liquid out of the clots. (*b*) Compressed fibrin clots ready to be used as membranes. (*c*) CGF membranes shown uncompressed (*left*) and compressed (*right*). (*d*) Draw the buffy yellow liquid layer out of the white-top Vacutainer tube with a syringe. (*e*) Either use the liquid from the white-top Vacutainer tube as a "tissue glue" or mix with liquid from the red-top Vacutainer tube to aid in creation of sticky bone.

Aplicações clínicas

As membranas derivadas do sangue têm múltiplas utilizações clínicas. Actuam como:

(1) uma barreira às bactérias orais quando o fecho primário pode não ser possível

(2) uma fonte de células estaminais

(3) um andaime quando colocado sozinho num defeito (por exemplo, um local cirúrgico apical ou um alvéolo de extração e uma série de outras aplicações) .[16]

PRF EM CIRURGIA ENDODÔNTICA

A cirurgia endodôntica relacionada com a remoção da lesão apical, a necessidade de amputar o aspeto apical da raiz, ou uma combinação de ambos, resulta num defeito ou vazio ósseo. Há muito tempo que se discute o preenchimento destes defeitos com material de enxerto ou o seu preenchimento periférico autónomo. Os problemas periodontais também podem ter um componente endodôntico relacionado com perfurações durante o tratamento endodôntico, levando à perda óssea da furca em dentes posteriores .[21]

Dependendo da sua localização em relação ao osso da crista, estas lesões furculares podem expandir-se e comunicar com o meio oral, podendo ser identificadas através da sondagem periodontal. As lesões endo-perio são um desafio clínico porque requerem a remoção da lesão apical, a reparação da perfuração e a regeneração do tecido ósseo perdido .[22,23]

Os estudos sugerem que a utilização de regeneração tecidular guiada (RTG) de lesões de furca produzidas por perfurações endodônticas resultou numa significativa fixação de novo osso e tecido conjuntivo .[24]

As revisões sistemáticas referiram que a RTR foi mais eficaz do que a curetagem sem colocação de enxerto no vazio na redução da profundidade da furca, com melhoria dos níveis de inserção horizontal e vertical e redução das profundidades das bolsas[25,26] . A GTR preenche o defeito ósseo e tem resultado em melhores resultados clínicos quando comparada com os defeitos não preenchidos por material de enxerto[27] . Isto também é verdade no que diz respeito ao GTR endodôntico, especificamente com reparações de furca de molares .[28]

Regeneração de tecidos guiada

Vários materiais de enxerto têm sido defendidos para as cirurgias de furca e apical, incluindo osso autógeno, aloenxertos, xenoenxertos e materiais sintéticos[29-31] . Os materiais de enxerto actuam essencialmente como preenchimentos de espaço e suportes para a migração periférica de células de osteoblastos e outros componentes do hospedeiro que são capazes de criar osso no local necessário.

Dependendo do material de enxerto colocado, o tecido do hospedeiro pode demorar vários períodos de tempo a substituir o enxerto. Alguns materiais, especificamente xenoenxertos (por exemplo, osso bovino), podem apresentar uma percentagem significativa de partículas residuais após 6 meses de cicatrização[32] . Os relatórios indicam que algumas partículas podem permanecer para além dos 12 meses e podem nunca ser totalmente reabsorvidas .[33]

Os produtos de aloenxerto também têm sido amplamente utilizados. Estes materiais são totalmente reabsorvidos ao longo do tempo e podem ser de natureza cortical ou esponjosa. Isto determinará o tempo que duram antes de serem removidos pelo tecido hospedeiro. O osso esponjoso é menos denso do que o osso cortical e tem um tempo de reabsorção mais curto. Isto significa que, em espaços vazios maiores, pode não permanecer o tempo suficiente para ser substituído por osso hospedeiro em volume suficiente. No entanto, as partículas corticais podem atrasar o processo de substituição devido ao seu tempo de reabsorção mais longo relacionado com a sua maior densidade.

A alternativa tem sido a utilização de uma mistura cortico-esponjosa para fornecer um material de enxerto que se mantém durante tempo suficiente para permitir a substituição por osso cortical sem perda de volume do enxerto colocado após a cicatrização. No entanto, tal como os xenoenxertos, este tipo de enxerto não tem células osteogénicas no seu interior que possam estimular a formação óssea no local enxertado. Os concentrados de sangue autólogo, o plasma rico em plaquetas (PRP), a fibrina rica em plaquetas (PRF) e o fator de crescimento concentrado (CGF) têm sido utilizados em maior escala no tratamento endodôntico, substituindo os produtos comerciais.

O osso autógeno fornece células estaminais e outros componentes do doente para acelerar a cicatrização e a regeneração sem o potencial de possíveis reacções alogénicas que podem acompanhar a utilização de produtos de enxerto comerciais. Quando são utilizados sem concentrados de sangue autólogo, os produtos de enxerto comerciais não fornecem componentes que estimulam a regeneração do tecido duro do hospedeiro através de células estaminais e outros factores derivados do sangue. Uma vez que estes componentes são derivados de um doente individual, podem ocorrer potenciais reacções alogénicas quando são utilizados produtos comerciais. Além disso, as reacções inflamatórias também são minimizadas quando é possível um potencial de cicatrização mais rápido.

Relativamente à utilização em cirurgia endodôntica, foi relatado que os pacientes tratados com estes produtos de ressecção radicular e ressecção radicular terminal não apresentavam dor ou sinais de reinfeção com preenchimento radiográfico da área enxertada apicalmente ao longo do tempo. Foi relatado que o PRP é melhor do que o PRF e a técnica de hemorragia induzida no que respeita à cicatrização de feridas periapicais quando utilizado em procedimentos endodônticos regenerativos[34]. Uma vantagem adicional destes concentrados de sangue autólogo é a eliminação de uma membrana comercial. Os produtos sanguíneos são centrifugados para criar uma membrana natural que contém células estaminais e fibroblastos e limita a invasão de tecidos moles sobrepostos no material enxertado.

As lesões endo-perio partilham a mesma origem anatómica, sendo por vezes difícil determinar a etiologia exacta. O PRF pode ser utilizado para melhorar o aumento ósseo aquando do tratamento de defeitos periapicais como um potencial complemento de tratamento para estimular uma cicatrização mais rápida, e pode também melhorar o preenchimento ósseo em comparação com os materiais de enxerto comerciais.[35]

Ressecção da raiz e ressecção da extremidade da raiz

O envolvimento da furca nos molares representa um desafio com uma multiplicidade de opções de tratamento. Devem ser tidos em consideração factores periodontais, endodônticos e restauradores específicos ao decidir sobre o tratamento adequado[36] . A amputação da raiz pode ser um procedimento valioso quando o dente em questão tem um valor estratégico muito elevado ou quando existem problemas específicos que não podem ser resolvidos através de outras abordagens terapêuticas e o dente é restaurável[37,38] . Os dentes na proximidade de pontos anatómicos, como o seio maxilar, podem ser tratados com segurança através de um procedimento de ressecção radicular.

A ressecção da extremidade da raiz também pode ser efectuada para salvar um dente. O enxerto ósseo é utilizado para preencher espaços vazios no osso criados por infeção ou como resultado de acesso cirúrgico, como a região apical de um dente submetido a cirurgia endodôntica. O material de enxerto fornece um suporte para o osso circundante preencher o defeito com o que se tornará o osso nativo após a cicatrização. Um componente importante da cicatrização de feridas é a angiogénese, que é a capacidade de desenvolver novos vasos sanguíneos. A melhoria da angiogénese permite que o osso em crescimento mantenha a sua necessidade de vascularização.

As vantagens do PRF como material de enxerto são a presença de factores de crescimento que melhoram a angiogénese e a facilidade de gestão do material. Esta preparação acelera tanto a gestão dos materiais de enxerto ósseo como a cicatrização do enxerto ósseo, incorporando as células estaminais do próprio doente, factores de crescimento e outros componentes benéficos presentes no sangue.

A amputação e a hemisecção da raiz têm sido efectuadas com sucesso como forma de preservar a dentição há mais de 100 anos[39,40] . Foram demonstradas taxas de sucesso e de sobrevivência variáveis em estudos de ressecção radicular[41,42] . Numa avaliação retrospetiva do resultado de 90 molares com ressecção radicular, a taxa de sobrevivência global foi de 90,6% após 10 anos. A taxa de sobrevivência mediana foi de 20 anos, sendo que os molares mandibulares apresentaram um risco de perda menor do que os da maxila, apresentando uma taxa de sobrevivência de quase 80% após 20 anos[43] . Prolongar a vida de um dente, em vez de uma extração precoce e substituição por um implante, pode ser a melhor solução para o paciente.

Relativamente aos factores relacionados com a ressecção, um estudo relatou que os molares ressecados devido a problemas periodontais tinham uma taxa de sobrevivência mais elevada do que os ressecados devido a problemas não periodontais (por exemplo, fratura dentária, cárie dentária, problemas endodônticos). Os autores relataram que as raízes que tinham mais de 50% de suporte ósseo tinham uma melhor taxa de sobrevivência. Esta evidência apoia a realização de enxertos nestes locais de cirurgia endodôntica para preencher os vazios presentes, aumentando o suporte ósseo[44] .

O tratamento com implantes, por outro lado, pode exigir múltiplos procedimentos com custos, complicações e riscos significativos associados. Uma recente revisão sistemática baseada numa conferência de consenso europeia revelou que a prevalência de mucosite peri-implantar e peri-implantite varia entre 19% e 65%. As taxas de sobrevivência dos implantes não excedem muito as dos dentes comprometidos, mas adequadamente tratados e mantidos, apoiando a noção de que a decisão de extrair um dente e colocar um implante deve ser tomada com cautela . [45]

A capacidade de restauração do dente tem de ser tida em consideração ao tomar estas decisões de planeamento do tratamento. Quando o dente é estruturalmente sólido, deve ser considerado o tratamento endodôntico que pode incluir um componente cirúrgico. Quando o prognóstico é mau, deve ser considerada a extração.

As taxas de sucesso cumulativo quando se comparam dentes submetidos a cirurgia endodôntica e substituição por implantes em molares registaram 96,8% para molares com raiz ressecada e 97,0% para implantes em molares[46] .

À luz desta informação, existe um grande interesse em preservar a dentição natural[47] . Uma recente revisão sistemática e meta-análise da literatura relativa às taxas de resultados dos procedimentos de ressecção da coroa e de ressecção da raiz indicou uma taxa de sobrevivência global cumulativa de 85,6%[48] .

Os clínicos concordam que a formação óssea pode ser conseguida utilizando qualquer um dos produtos derivados do sangue e que não existe qualquer diferença clinicamente significativa na formação óssea após a sexta semana[49] . O PRF e o osso aderente não só actuam como um material de suporte, mas também como um reservatório para fornecer determinados factores de crescimento.

Em comparação com situações em que não são utilizados produtos derivados do sangue com o material de enxerto ósseo, os resultados são melhores quando o PRF ajuda na preparação dos locais[50] . O PRF contém factores de crescimento que incluem o fator de crescimento derivado das plaquetas-BB (PDGF-BB), o fator de crescimento transformador β1 (TGF-β1), o fator de crescimento semelhante à insulina 1 (IGF-1), o fator de crescimento endotelial vascular (VEGF) e o fator de crescimento fibroblástico básico (bFGF)[51] . Estes factores de crescimento ajudam a induzir a migração celular a partir da periferia, que utiliza o material de enxerto ósseo como um suporte para acelerar a conversão em osso do hospedeiro ao longo do tempo . [52]

Devido à natureza dos factores de crescimento e à sua capacidade de melhorar a angiogénese no PRF, existem fortes indícios de que a utilização do PRF como material de enxerto ósseo pode ser eficaz em áreas de deiscência óssea e fenestrações causadas pelo acesso cirúrgico em procedimentos de ressecção da extremidade radicular.

Estas técnicas também se aplicam quando há deiscência ou fenestração em dentes que devem ser mantidos após a ressecção da extremidade da raiz.

Muitos tipos comuns de material de enxerto ósseo são de natureza particulada e, uma vez que o material dos enxertos particulados não tende a aglomerar-se e a aderir, o material tende frequentemente a migrar para fora da cripta cirúrgica. Antes da colocação em defeitos ósseos, o material de enxerto particulado é geralmente utilizado humedecido com solução salina estéril para criar um material que pode ser difícil de manipular e manusear.

O PRF e outros produtos sanguíneos que contêm fibrina têm propriedades que lhes permitem ser moldáveis e pegajosos por natureza e tendem a congelar numa massa. Ao incorporar PRF com material de enxerto, como o aloenxerto ósseo, pode criar uma massa pegajosa mais maleável e congelada que tende a permanecer na cripta cirúrgica e tem uma menor tendência para migrar ou sair.

Após a ressecção da extremidade da raiz, os materiais de enxerto particulados humedecidos com soro fisiológico antes da colocação no defeito ósseo apresentam desafios de gestão. Quando colocados com soro fisiológico, estes materiais tendem a não ficar confinados ao defeito e podem migrar, limitando assim o volume desejado de preenchimento do defeito. A incorporação de PRF ou de outros líquidos contendo fibrina de produtos sanguíneos produz um produto moldável referido como "osso pegajoso", uma vez que o conteúdo de fibrina congela a massa.

O osso pegajoso pode ser adaptado ao defeito, preenchendo o vazio sem dispersar as partículas do enxerto, quer durante a colocação, quer durante a fase inicial de cicatrização. Osso de aloenxerto misturado com líquido PRF. O líquido PRF é um aglutinante adesivo de fibrina e impede a migração do material de enxerto ósseo . [16]

FIG 6-1 Allograft bone mixed with PRF liquid. The PRF liquid is a fibrin adhesive binder and prevents the bone graft material from migrating.

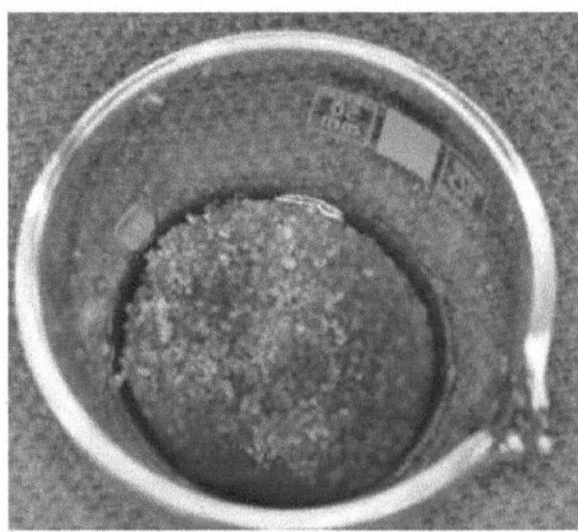

Técnica de ressecção do extremo da raiz passos clínicos[16] :

1. Avaliar a necessidade de cirurgia apical utilizando várias fontes de imagem e avaliação clínica.

2. Rever o historial médico do doente, os medicamentos e as potenciais contra-indicações ao tratamento.

3. Discutir as opções de tratamento com o paciente, incluindo riscos, benefícios e alternativas, e estabelecer um consentimento informado por escrito para o tratamento.

4. Conceber o retalho cirúrgico depois de ter em consideração a anatomia intra-oral, a dentição, as restaurações e a estética

5. Esterilizar topicamente o retalho cirúrgico com um antissético (clorhexidina a 17%).

6. Escolher um anestésico local com vasoconstritores para obter uma hemostase adequada (ou seja, cloridrato de lidocaína a 2% com epinefrina 1:50.000).

7. Incisar o retalho cirúrgico com uma lâmina cirúrgica microcirúrgica ou 15C.

8. Elevar o retalho de espessura total com elevadores periosteais.

9. Se a extremidade da raiz não estiver exposta por deiscência óssea, inicie a osteotomia utilizando brocas esterilizadas numa peça de mão cirúrgica, efectuada com irrigação contínua e abundante com soro fisiológico esterilizado até localizar a extremidade da raiz e observar a extensão da lesão óssea.

10. Corar a extremidade da raiz com azul de metileno a 2% para verificar a anatomia e expor eventuais fracturas.

11. Ressecar aproximadamente 3 mm da extremidade da raiz a 90 graus em relação ao longo eixo da raiz ou, se necessário, à extensão superior da lesão óssea.

12. Estabelecer ou manter a hemostase com a utilização de agentes hemostáticos (ou seja, pastilhas de epinefrina).

13. Prepare a extremidade da raiz com cerca de 3 mm de profundidade para remover a guta-percha com uma peça de mão piezoeléctrica e pontas cirúrgicas retrógradas.

14. Avaliar a extremidade da raiz preparada com espelhos microcirúrgicos e embalar a guta-percha residual com obturadores retrógrados.

15. Irrigar a extremidade da raiz com solução salina estéril e secar com pontas de papel.

16. Completar a obturação retrógrada condensando o agregado de trióxido mineral (MTA) misto ou o cimento biocerâmico e polindo de forma suave e nivelada com a superfície da raiz.

17. Tirar uma radiografia para verificar a profundidade e a angulação da preparação da extremidade da raiz e a densidade da obturação retrógrada.

18. Limpar a cripta cirúrgica com uma irrigação suave com solução salina estéril para remover os agentes hemostáticos e os resíduos.

19. Reinduzir a hemorragia com uma manipulação suave da cripta óssea com instrumentos como uma cureta cirúrgica.

20. Colocar material de enxerto, como PRF e osso aderente, para preencher a cripta cirúrgica.

21. Reaproximar e suturar o retalho cirúrgico no local com suturas interrompidas ou em colchão. Recomendam-se suturas com caraterísticas reabsorvíveis e monofilamentares para este procedimento 22. Prescrever e discutir instruções, medicamentos e lavagens pós-operatórias adequadas. Pode ser aplicado um saco de gelo para reduzir o inchaço.

23. Marcar uma consulta pós-operatória dentro de 4 a 7 dias para remover as suturas e avaliar a cicatrização primária do retalho cirúrgico.

24. Marcar consultas de seguimento 1 mês, 6 meses e 1 ano após a cirurgia. (As consultas de acompanhamento aos 6 meses e 1 ano devem incluir radiografias para avaliar a cicatrização da lesão óssea).

RELATÓRIOS DE CASOS

Estudo de caso 1:

Ressecção do extremo da raiz e enxerto no local do PRF Este caso ilustra a gestão da cripta cirúrgica após a ressecção do extremo da raiz, a preparação apical e a obturação retrógrada. Foi efectuada uma incisão papilar horizontal e um retalho mucoperiosteal de espessura total foi refletido sem qualquer incidente. Foi efectuada uma osteotomia para expor a extremidade da raiz com irrigação abundante com solução salina estéril, foi removido o tecido de granulação e a extremidade da raiz foi corada com azul de metileno. A coloração não revelou quaisquer sinais de istmo ou fissuras. Utilizando um dispositivo ultrassónico, foram realizadas retropreparações a uma profundidade de 3 mm nos canais vestibular e lingual. Foi utilizado o material de reparação radicular ProRoot MTA (Dentsply) para os preenchimentos retrógrados. A cripta cirúrgica foi irrigada com soro fisiológico estéril, o PRF foi colocado para preencher a cripta cirúrgica e o retalho mucoperiosteal foi reaproximado e suturado[16]

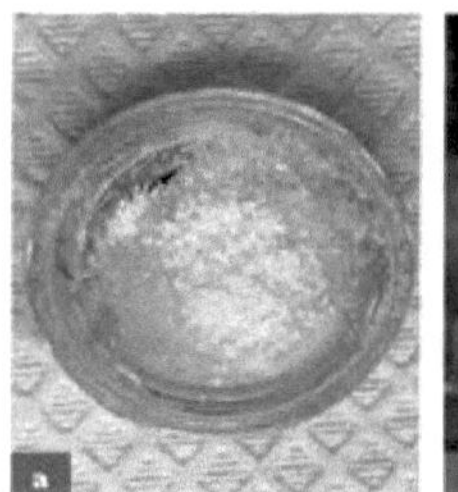

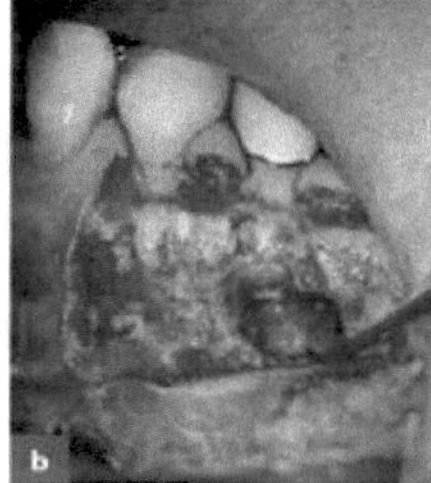

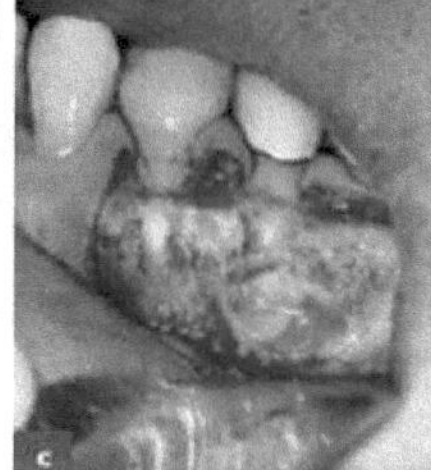

FIG 6-2 (*a*) An appropriate osseous graft material is dispensed into a sterile dish. (*b*) View of root-end resection after the root end has been prepared using an ultrasonic device. (*c*) PRF was placed to fill the surgical crypt.

FIG 6-3 Immediate postoperative sutures of the surgical site.

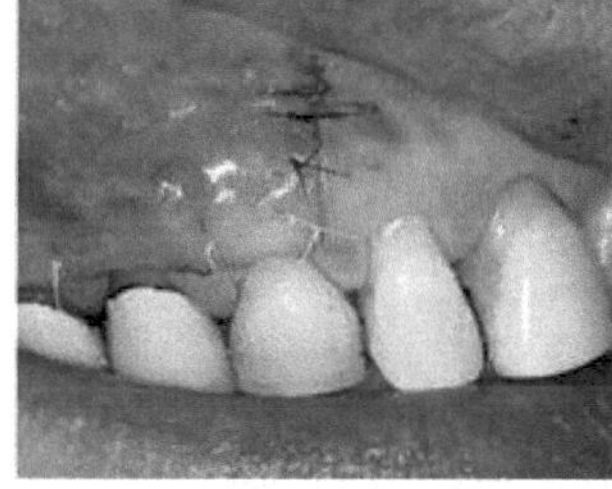

Estudo de caso 2:

- Ressecção da extremidade da raiz e enxerto no local do PRF Um paciente do sexo masculino apresentou-se com a queixa de dor associada a um primeiro molar inferior esquerdo que tinha sido submetido a tratamento endodôntico prévio. Foi efectuada uma radiografia periapical para avaliar a qualidade do tratamento endodôntico e qualquer possível patologia associada. A avaliação da radiografia registou uma grande lesão apical associada à raiz mesial com alguma reabsorção externa presente relacionada com uma perfuração do tratamento endodôntico anterior.
- Um exame clínico registou uma sondagem periodontal profunda na furca com uma sonda Naber. Os resultados clínicos foram discutidos com o paciente, tendo sido recomendado um novo tratamento endodôntico, seguido de cirurgia apical para ressecar o ápice da raiz afetada.
- Foi administrada anestesia local e o dente foi isolado com um dique de borracha.
- O acesso foi efectuado através da coroa de porcelana fundida com metal e o material de obturação foi removido dos canais mesiobucal e mesiolingual.
- A obturação foi então concluída utilizando o MTA como único material de obturação para proporcionar um selamento apical para os canais após a cirurgia apical planeada.
- O acesso através da coroa foi selado com uma restauração de resina, o dique de borracha foi removido e o paciente foi dispensado. Deixando o material MTA dentro dos canais assentar, o paciente regressou uma semana mais tarde para a cirurgia apical, onde foi administrada anestesia local.
- Foi colhido sangue do doente e centrifugado para criar uma membrana PRF.
- Foi feita uma incisão sulcular isolada com uma incisão de libertação vertical mesial ao local cirúrgico planeado e foi elevado um retalho de espessura total.
- Notou-se que faltava osso na furca e, ao exame com uma sonda, notou-se uma perfuração na parte distal da raiz mesial que não era evidente na radiografia.

- Foi criada uma janela óssea com uma broca de carboneto a alta velocidade sobre a área apical da raiz mesial.
- A porção apical da raiz mesial foi ressecada e removida do local, seguida de curetagem e enucleação do tecido de granulação.
- Foi aplicado um corante azul de metileno na área da raiz exposta para excluir a presença de uma fratura.
- Foi efectuada uma radiografia periapical para confirmar que toda a porção apical da raiz tinha sido removida e que não restavam pedaços de raiz residuais.
- A membrana de PRF criada no início da consulta foi colocada no espaço criado pelo defeito ósseo e preenchida para preencher o espaço vazio e a área da furca até ao nível do osso adjacente não afetado.
- O retalho foi reposicionado para cobrir o local da cirurgia, com a margem da crista localizada numa posição mais elevada em relação à coroa para eliminar a recessão observada antes do tratamento. Foram colocadas suturas para fixar o retalho.
- O doente regressou 10 dias depois para a remoção da sutura e indicou que o desconforto anterior tinha desaparecido com alguma irritação ligeira nas suturas. Foi agendada uma nova consulta para verificar a cicatrização e a organização do enxerto 3 meses após a cirurgia.
- Nessa consulta, foi efectuada uma radiografia periapical. A avaliação do radio gráfico demonstrou que o PRF colocado no vazio se tinha convertido em osso e continuava a tornar-se mais denso em comparação com o osso nativo adjacente [16]

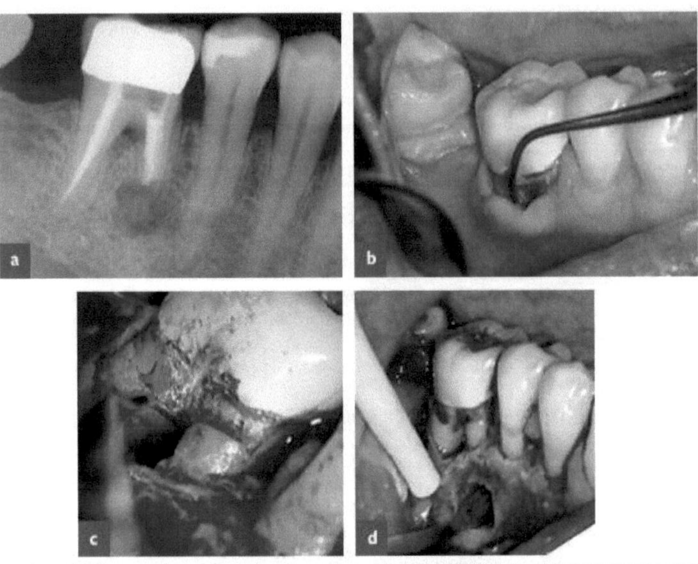

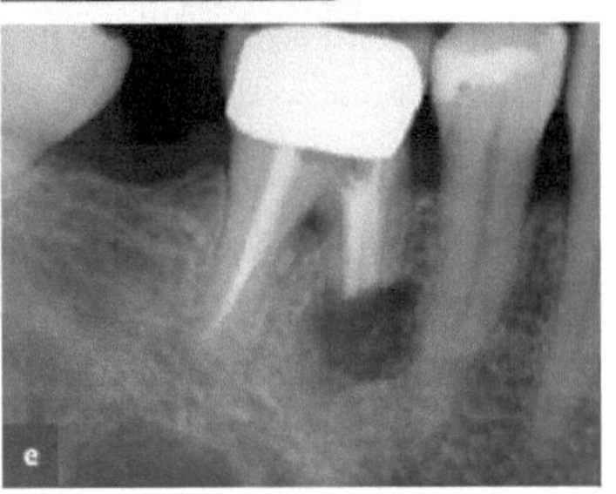

FIG 6-4 (*a*) Preoperative periapical radiograph demonstrating a lesion apical to the mesial root with associated root resorption. (*b*) A deep pocket with a Class II furcation was identified with a Naber probe. (*c*) Following flap elevation, a strip perforation was identified on the distal aspect of the mesial root that led to the furcation involvement and associated bone loss. (*d*) An osseous window was created over the apical aspect of the mesial root to be resected, and the apical portion of the root was resected and removed. (*e*) Periapical radiograph following root resection to verify that the apical portion of the root had been completely extracted.

→

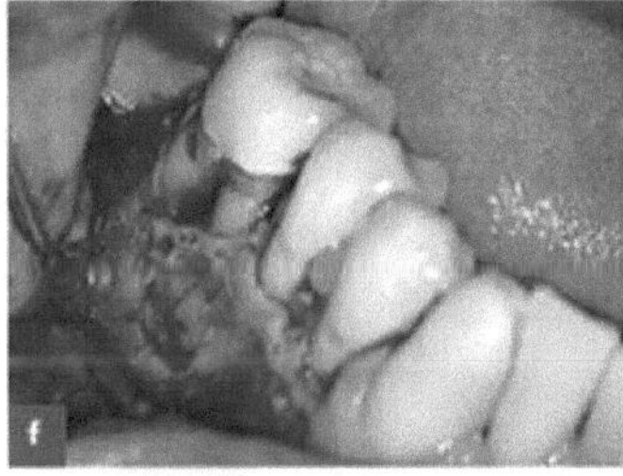

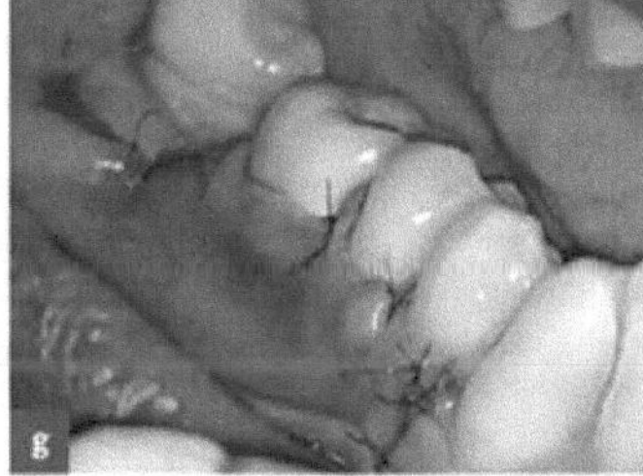

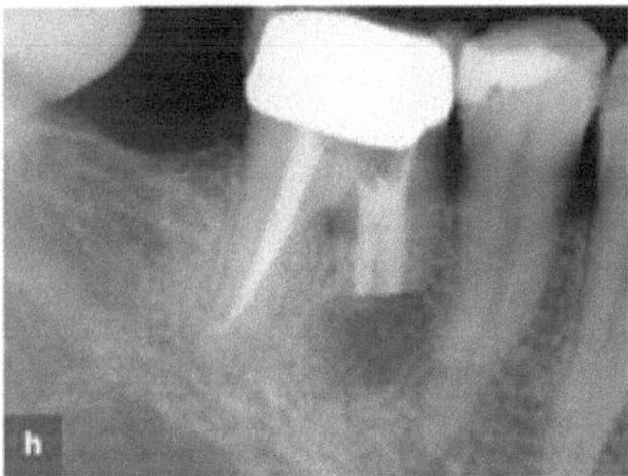

FIG 6-4 (*cont*) (*f*) PRF was prepared and placed to fill the void at the mesial root, filling the defect to the buccal contour of the adjacent bone. (*g*) The flap was repositioned and secured with sutures. (*h*) Periapical radiograph at 3 months postsurgery demonstrating that the PRF placed into the void has converted to bone and continues to become denser than the adjacent native bone.

Estudo de caso 3:

Ressecção da raiz e enxerto no local do PRF[16]

- Uma mulher de 67 anos de idade, com um historial médico não contributivo, apresentou um ligeiro desconforto e inchaço à volta do primeiro molar superior esquerdo.
- Os resultados clínicos e radiográficos confirmaram uma fratura vertical da raiz vestibular mesial.
- Foram discutidas opções de tratamento, incluindo extração e substituição por implantes ou uma prótese parcial removível. O tratamento com implantes exigiria enxerto ósseo, aumento do seio maxilar e implantes múltiplos com uma nova prótese fixa.
- O paciente decidiu efetuar um procedimento de amputação da raiz vestibular mesial e salvar o dente existente e a prótese parcial fixa.
- O sangue venoso foi retirado da veia cubital mediana do doente e recolhido em três tubos Vacutainer de 10 ml (Becton Dickinson) sem anticoagulantes.
- O sangue foi imediatamente centrifugado a 2.700 rpm durante 12 minutos. A porção que contém o coágulo de PRF foi cortada e removida da camada de hemácias.

- O coágulo de PRF foi comprimido para formar uma membrana utilizando uma caixa de processamento de membranas. O líquido da membrana comprimida foi recolhido e misturado com osso de aloenxerto.
- Foi efectuada uma incisão triangular com retalho e a raiz vestibular mesial foi exposta, seccionada e removida. A guta-percha exposta foi retropreparada com instrumentação ultra-sónica e retropreenchida com compósito.
- A mistura óssea de aloenxerto foi colocada no defeito ósseo, seguida de cobertura com membranas de PRF. A figura mostra a radiografia pós-operatória imediata.
- Os tecidos gengivais foram reposicionados e fechados com suturas de monofilamento 5.0. As suturas foram removidas após 1 semana. Um mês após a cirurgia, havia uma recessão mínima à volta da área da raiz vestibular mesial amputada. As figuras mostram a cicatrização após 6 meses.
- O osso foi preenchido e a arquitetura gengival é excelente, sem inflamação. O acompanhamento a longo prazo, aos 14 meses, demonstrou uma recessão mínima e estabilidade dos tecidos no local, sem inflamação. Neste caso, o enxerto ósseo imediato com PRF após a amputação da raiz vestibular mesial ajudou a manter a altura do osso e a evitar a deficiência do rebordo.

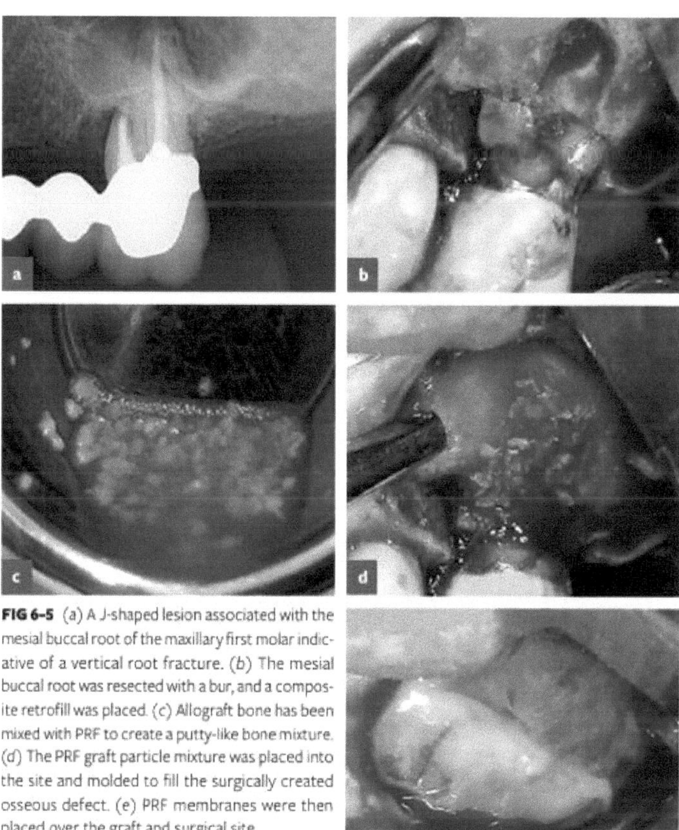

FIG 6-5 (*a*) A J-shaped lesion associated with the mesial buccal root of the maxillary first molar indicative of a vertical root fracture. (*b*) The mesial buccal root was resected with a bur, and a composite retrofill was placed. (*c*) Allograft bone has been mixed with PRF to create a putty-like bone mixture. (*d*) The PRF graft particle mixture was placed into the site and molded to fill the surgically created osseous defect. (*e*) PRF membranes were then placed over the graft and surgical site.

→

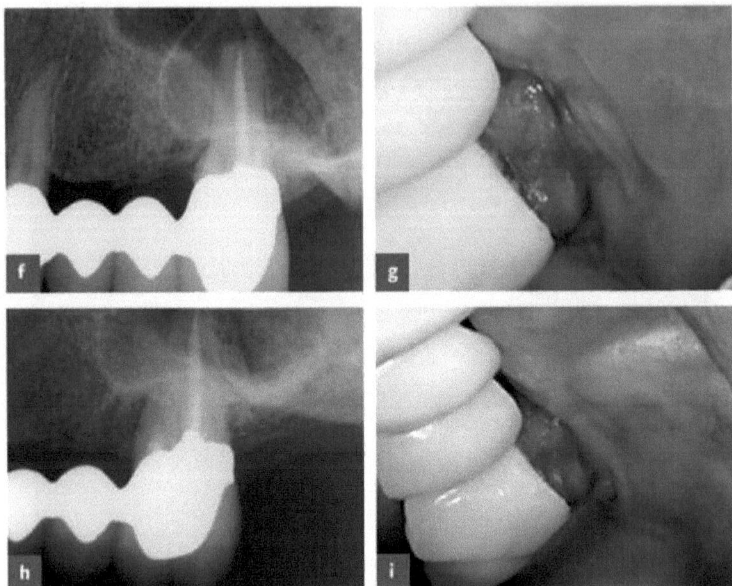

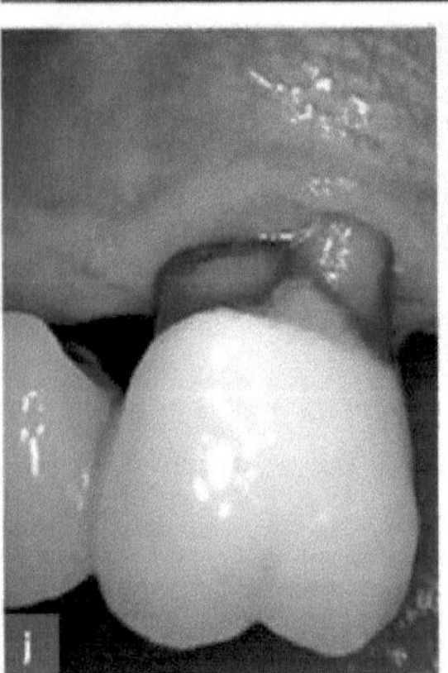

FIG 6-5 (*cont*) (*f*) Immediate postoperative radiograph following endodontic surgery. (*g*) At 1 month postsurgery, minimal recession was noted around the amputated mesial buccal root area. (*h*) The radiograph at 7 months postsurgery demonstrates good osseous fill of the grafted site. (*i*) The 7-month recall demonstrates good gingival architecture with minimal recession noted. (*j*) The 14-month recall demonstrates tissue stability at the site without inflammation in the soft tissue.

AVANÇOS RECENTES

Fibrina rica em plaquetas em gel de albumina:

Um dos principais desafios enfrentados pelo PRF foi o seu período de reabsorção de 10 a 14 dias in vivo. Para ultrapassar este inconveniente, Kawase et al. introduziram uma técnica de compressão térmica para as membranas de PRF utilizadas para a regeneração guiada de tecidos. No entanto, esta técnica conduz a uma fraca capacidade de regeneração, uma vez que nenhuma célula ou fator de crescimento consegue suportar a desnaturação. Por conseguinte, foi desenvolvida uma nova técnica que reintroduz a camada rica em plaquetas do buffy coat no PPP aquecido (gel de albumina) após arrefecimento.

A fibrina rica em plaquetas em gel de albumina (Alb-PRF) melhorou a migração e a proliferação celular, a biocompatibilidade, a libertação de sete factores de crescimento essenciais e a síntese de colagénio. A centrifugação foi efectuada em tubos de plástico a 700 g durante 8 minutos. O processo envolvido na produção do gel de albumina consistiu em recolher a camada de PPP e submetê-la a um aquecimento de 10 minutos a uma temperatura de 75 graus Celsius. Deixou-se arrefecer durante 10 minutos à temperatura ambiente. O teor mais elevado de células e factores de crescimento do PRF e as propriedades de baixa reabsorção do gel de albumina são combinados neste procedimento.

BIO-PRF (protocolo de centrifugação horizontal) / C-PRF :

Os tubos PRF líquidos foram utilizados na centrífuga horizontal Bio-PRF para criar C-PRF. Protocolo de centrifugação 3000×g (protocolo C-PRF) durante 5-8 minutos. As seguintes vantagens são observadas com a utilização da centrifugação horizontal;

A) Permite uma melhor separação celular, permitindo que as células se desloquem facilmente através das camadas sanguíneas. Em comparação com as abordagens tradicionais, verifica-se um aumento considerável de leucócitos e de PC.

B) É conhecida como uma "centrifugação suave" porque as células ao longo da parede posterior dos tubos de centrifugação sofrem menos danos quando são utilizadas forças reduzidas para a fabricar[6]

CONCLUSÃO

O PRF pode ser utilizado numa variedade de procedimentos médicos e dentários, entre outros domínios, incluindo a medicina dentária e a medicina. Embora o PRF pertença a uma nova geração de concentrados de plaquetas, é, em primeiro lugar, uma tecnologia de fibrina. Para os procedimentos regenerativos endodônticos, tem sido utilizada uma série de técnicas cirúrgicas e biomateriais, individualmente ou em combinação. O PRF derivado de sangue autólogo actua como um andaime que contém factores de crescimento e células vivas que potenciam a cicatrização de feridas e a regeneração de tecidos. Com o seu baixo custo, facilidade de preparação e manuseamento, o PRF e as suas variantes surgiram como potenciais materiais regenerativos com várias aplicações na endodontia e noutras disciplinas.

Os resultados obtidos com o PRF são bastante promissores, mas são necessários mais estudos para apoiar a sua utilização e eficácia clínica e estabilidade a longo prazo.

BIBLIOGRAFIA

1. Murray PE, Garcia-Godoy F, Hargreaves KM. Endodontia regenerativa: Uma revisão do estado atual e um apelo à ação. J Endod 2007;33:377-90.
2. Paul MP, Swathi Amin DA, Naik R. Fibrina rica em plaquetas na endodontia regenerativa: Uma atualização.
3. Iwaya Si, Ikawa M, Kubota M. Revascularização de um dente permanente imaturo com periodontite apical e trato sinusal. Dental Traumatology. 2001; 17(4):185-7.
4. Kim S, Malek M, Sigurdsson A, Lin L, Kahler B. Endodontia regenerativa: uma revisão abrangente. Revista internacional de endodontia. 2018; 51(12):1367-88.
5. Gathani KM, Raghavendra SS. Scaffolds em endodontia regenerativa: Uma revisão. Revista de investigação dentária. 2016 Sep 1;13(5):379-86.
6. John DS, Shenoy N. Fibrina rica em plaquetas: Tendências actuais na regeneração periodontal.
7. Jenne CN, Urrutia R, Kubes P. Platelets: Fazendo a ponte entre hemostasia, inflamação e imunidade. Int J Lab Hematol 2013;35:254-261.
8. Parrish W, Roides B. Fisiologia dos componentes sanguíneos na cicatrização de feridas: Uma apreciação da cooperatividade celular na ação do plasma rico em plaquetas. J Exerc Sports Orthop 2017;4(2):1-14.
9. Yun SH, Sim EH, Goh RY, Park JI, Han JY. Ativação plaquetária: Os mecanismos e potenciais biomarcadores. Biomed Res Int 2016;2016:9060143.
10. Thomas MR, Storey RF. O papel das plaquetas na inflamação. Thromb Haemost 2015;114:449458.
11. Herter JM, Rossaint J, Zarbock A. Plaquetas na inflamação e imunidade. J Thromb Haemost 2014;12:1764-1775.
12. Anitua E, Andia I, Ardanza B, Nurden P, Nurden AT. As plaquetas autólogas como fonte de proteínas para a cicatrização e regeneração de tecidos. Thromb Haemost. 2004;91:4-15.

13. Hotwani K, Sharma K. Fibrina rica em plaquetas - Uma nova perspicácia na terapia endodôntica regenerativa. Restor Dent Endod 2014;39:1-6.

14. Kaigler D, Cirelli JA, Giannobile WV. Fornecimento de factores de crescimento para a engenharia de tecidos orais e periodontais. Expert Opin Drug Deliv 2006;3:647-662.

15. Arshad S, Tehreem F, Rehab khan M, Ahmed F, Marya A, Karobari MI. Fibrina rica em plaquetas utilizada na endodontia regenerativa e na medicina dentária: utilizações actuais, limitações e recomendações futuras para aplicação. Revista internacional de odontologia. 2021;2021(1):4514598

16. Mohammed Sabeti, Edward S. Lee, Mahmoud Torabinejad; Aplicações de PRF em Endodontia; Quintessence Publishing 2020

17. Dohan Ehrenfest DM, Pinto NR, Pereda A, et al. O impacto das caraterísticas da centrífuga e dos protocolos de centrifugação nas células, factores de crescimento e arquitetura da fibrina de um coágulo e membrana de fibrina rica em leucócitos e plaquetas (L-PRF). Plaquetas 2018;29:171-184.

18. Eren G, Gürkan A, Atmaca H, Dönmez A, Atilla G. Efeito do tempo de centrifugação no fator de crescimento e na libertação de MMP de um produto experimental do tipo fibrina rica em plaquetas. Platelets 2016;27:427-432.

19. UMAKANTH K. Aplicações de concentrados de plaquetas em endodontia - uma revisão. Jornal Internacional de Pesquisa Farmacêutica (09752366). 2020 Jul 2.

20. Goswami P, Chaudhary V, Arya A, Verma R, Vijayakumar G, Bhavani M. Fibrina Rica em Plaquetas (PRF) e a sua Aplicação em Medicina Dentária: A Literature Review. Jornal de Farmácia e Ciências Bioalimentares. 2024 Feb 1;16(Suppl 1):S5-7.

21. Tang PM, Chan CP, Huang SK, Huang CC. Reimplante intencional para perfuração iatrogénica da furca: Um relato de caso. Quintessence Int 1996;27:691-696.

22. Mills ML. Lesões perio/endo: Uma breve revisão. J N Z Soc Periodontol 1988;(65):14-16.

23. Christie WH, Holthuis AF. O problema endo-perio na prática dentária: Diagnóstico e prognóstico. J Can Dent Assoc 1990;56:1005-1011.

24. Leder AJ, Simon BI, Deasy M, Fenesy KE, Dunn S. Avaliação histológica, clínica e radiográfica de subtração digital da reparação de defeitos periodontais resultantes de perfuração mecânica do pavimento da câmara utilizando membranas de ePTFE. Periodontal Clin Investig 1997;19(2):9-15.

25. Eickholz P, Hausmann E. Evidência de cicatrização de furcações de classe II e III após terapia com GTR: Subtração digital e medições clínicas. J Periodontol 1997;68:636-644.

26. Jepsen S, Eberhard J, Herrera D, Needleman I. Uma revisão sistemática da regeneração tecidular guiada para defeitos de furca periodontal. Qual é o efeito da regeneração tecidular guiada em comparação com o desbridamento cirúrgico no tratamento de defeitos de furca? J Clin Periodontol 2002;29(suppl 3):103-116.

27. Tsesis I, Rosen E, Tamse A, Taschieri S, Del Fabbro M. Efeito da regeneração tecidular guiada no resultado do tratamento endodôntico cirúrgico: Uma revisão sistemática e meta-análise. J Endod 2011;37:1039-1045.

28. Duggins LD, Clay JR, Himel VT, Dean JW. Uma técnica combinada de retropreenchimento endodôntico e regeneração tecidual guiada periodontalmente para o reparo de perfurações de furca endodôntica de molares: Relato de um caso. Quintessence Int 1994;25:109-114.

29. Gagnon K, Morand MA. Regeneração tecidular guiada em endodontia. Parte 1 [em francês]. J Can Dent Assoc 1999;65:394-398.

30. Gagnon K, Morand MA. Guided tissue regeneration in endodontics (2) [em francês]. J Can Dent Assoc 1999;65:440-443.

31. Taschieri S, Testori T, Azzola F, Del Fabbro M, Valentini P. Guided-tissue regeneration in endodontic surgery [em francês]. Rev Stomatol Chir Maxillofac 2008;109:213-217.

32. Molly L, Vandromme H, Quirynen M, Schepers E, Adams JL, van Steenberghe D. Formação óssea após implantação de biomateriais ósseos em locais de extração. J Periodontol 2008;79:1108-1115.

33. Artzi Z, Kozlovsky A, Nemcovsky CE, Weinreb M. A quantidade de osso recém-formado em procedimentos de enxerto sinusal depende da profundidade do tecido, bem como do tipo e da quantidade residual do material enxertado. J Clin Periodontol 2005;32:193-199.

34. Shivashankar VY, Johns DA, Maroli RK, et al. Comparação do efeito do PRP, PRF e hemorragia induzida na revascularização de dentes com polpa necrótica e ápice aberto: Um ensaio clínico randomizado triplo cego. J Clin Diagn Res 2017;11(6):ZC34-ZC39.

35. Patel GK , Deepika PC, Sisodia N, Manjunath MK. Fibrina rica em plaquetas na gestão de casos complexos de endoperio. Kathmandu Univ Med J (KUMJ) 2017;15(57):102-105.

36. Hülsmann M. Retreatment decision making by a group of general dental practitioners in Germany. Int Endod J 1994;27:125-132.

37. Langer B, Stein SD, Wagenberg B. Uma avaliação das ressecções radiculares. Um estudo de dez anos. J Periodontol 1981;52:719-722.

38. Kim Y. Envolvimentos de furca: Considerações terapêuticas. Compend Contin Educ Dent 1998; 19:1236-1240.

39. Verde PT. Hemisecção e amputação de raízes. J Am Dent Assoc 1986;112:511-518.

40. Guldener PH. Hemisecção, separação de dentes e amputação de raízes [em alemão]. SSO Schweiz Monatsschr Zahnheilkd 1976;86:795-811.

41. Bühler H. Taxas de sobrevivência de dentes hemiseccionados: Uma tentativa de as comparar com as taxas de sobrevivência de implantes aloplásticos. Int J Periodontics Restorative Dent 1994;14:536-543.

42. Fugazzotto PA. Uma comparação do sucesso de molares ressecados e implantes em posição molar em função num consultório particular: Resultados de até 15 anos ou mais. J Periodontol 2001;72: 1113-1123.

43. Derks H, Westheide D, Pfefferle T, Eickholz P, Dannewitz B. Retenção de molares após terapia de ressecção radicular: Uma avaliação retrospetiva de até 30 anos. Clin Oral Investig 2018;22:1327-1335.

44. Park SY, Shin SY, Yang SM, Kye SB. Factores que influenciam o resultado da terapia de ressecção radicular em molares: Um estudo retrospetivo de 10 anos. J Periodontol 2009;80:32-40.

45. Lang NP, Berglundh T; Grupo de Trabalho 4 do Sétimo Workshop Europeu de Periodontologia. Doenças periimplantares: Where are we now?-Consenso do Sétimo Workshop Europeu de Periodontologia. J Clin Periodontol 2011;38(suppl 11):178-181.

46. Carnevale G, Pontoriero R, di Febo G. Efeitos a longo prazo da terapia de ressecção radicular em molares com furca. Um estudo longitudinal de 10 anos. J Clin Periodontol 1998;25:209-214.

47. Setzer FC, Kim S. Comparação da sobrevivência a longo prazo de implantes e dentes tratados endodonticamente. J Dent Res 2014;93:19-26.

48. Setzer FC, Shou H, Kulwattanaporn P, Kohli MR, Karabucak B. Resultado da ressecção da coroa e da raiz: Uma revisão sistemática e meta-análise da literatura. J Endod 2019;45:6-19.

49. Kim TH, Kim SH, Sándor GK, Kim YD. Comparação de plasma rico em plaquetas (PRP), fibrina rica em plaquetas (PRF) e fator de crescimento concentrado (CGF) na cicatrização de defeitos em crânio de coelho. Arch Oral Biol 2014;59:550-558.

50. Masuki H, Okudera T, Watanebe T, et al. Fator de crescimento e conteúdo de citocinas pró-inflamatórias no plasma rico em plaquetas (PRP), plasma rico em factores de crescimento (PRGF), fibrina rica em plaquetas avançada (A-PRF) e factores de crescimento concentrados (CGF). Int J Implant Dent 2016;2:19.

51. Qiao J, An N, Ouyang X. Quantificação de factores de crescimento em diferentes concentrados de plaquetas. Plaquetas 2017;28:774-778.

52. Schär MO, Diaz-Romero J, Kohl S, Zumstein MA, Nesic D. Os concentrados ricos em plaquetas libertam factores de crescimento de forma diferenciada e induzem a migração celular in vitro. Clin Orthop Relat Res 2015;473:1635-1643

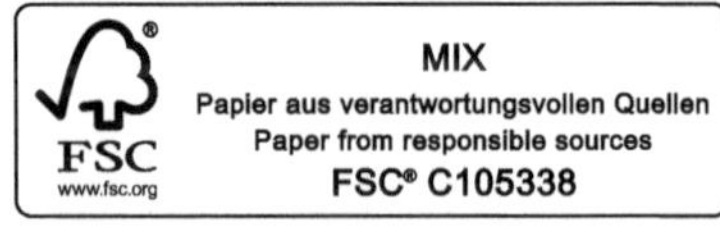

Printed by Books on Demand GmbH, Norderstedt / Germany